中华脉诀精注精译精解丛书

脉诀乳海

精注／精译／精解

主 编◎祝美珍

中国中医药出版社

·北 京·

图书在版编目（CIP）数据

脉诀乳海精注精译精解 / 祝美珍主编 . —北京：中国中医药
出版社，2018.6

（中华脉诀精注精译精解丛书）

ISBN 978 – 7 – 5132 – 3374 – 3

Ⅰ . ①脉… Ⅱ . ①祝… Ⅲ . ①脉学—中国—清代 ②《脉诀
乳海》—注释 ③《乳诀乳海》—译文 Ⅳ . ① R241.1

中国版本图书馆 CIP 数据核字（2016）第 102255 号

中国中医药出版社出版

北京市朝阳区北三环东路 28 号易亨大厦 16 层

邮政编码 100013

传真 010-64405750

赵县文教彩印厂印刷

各地新华书店经销

开本 880×1230 1/32 印张 6.75 字数 124 千字
2018 年 6 月第 1 版 2018 年 6 月第 1 次印刷

书号 ISBN 978 – 7 – 5132 – 3374 – 3

定价 39.00 元

网址 www.cptcm.com

社 长 热 线 010-64405720
购 书 热 线 010-89535836
维 权 打 假 010-64405753

微信服务号 **zgzyycbs**
微商城网址 **https://kdt.im/LIdUGr**
官方微博 **http://e.weibo.com/cptcm**
天猫旗舰店网址 **https://zgzyycbs.tmall.com**

《中华脉诀精注精译精解丛书》
编委会

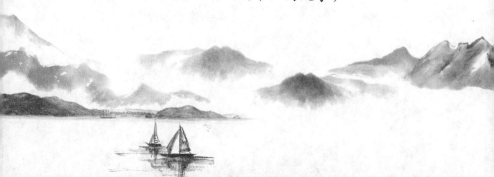

《脉诀乳海精注精译精解》
编委会

主　编　祝美珍

副主编　朱　爱

编　委（排名不分先后）

王　慧　陈锦凤

罗刘军　赵霞霞

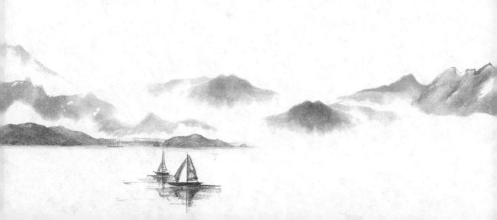

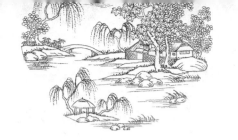

总序言

中华脉学是中医学的重要组成部分。脉诊是中医人不可或缺的重要技能之一。唐代杰出的医学家孙思邈曾这样说过："夫脉者，医之大业也。既不深究其道，何以为医者哉！"可以想见，脉学在中医学领域的地位举足轻重。

早在《黄帝内经》中，就提出了三部九候脉法，在《难经》中则更是提出独取寸口诊脉法，《伤寒杂病论》中也是极其重视平脉辨证的，直到王叔和的《脉经》问世，把脉诊从学术的地位上升到学科的地位。

脉诊是中医临床工作人员的必备技能。明代著名的医学家徐春甫说："脉为医之关键，医不察脉，则无以别证；证不别，则无可以措治。医惟明脉，则诚为良医，诊候不明，则为庸妄。"指出脉学是评判医者水平的标准。

然而，学习脉诊的难度又是业界所公认的。就连脉学的开山祖师王叔和也发出"胸中了了，指下难明"的感叹；唐代著名医学家许胤宗也有"意之所解，口

莫能宣"的感慨，清代闻名遐迩的医学家吴瑭也认为
"四诊之法，惟脉最难，亦惟脉最可凭也"。这也说明
脉学是中医学里最难学但又最重要的内容。

那么，脉学究竟能不能学好呢？答案是肯定的，
但要学好脉学，不背一些脉诀怎么行？然而古今脉诀
以歌诀体裁写成，犹怪世夐文隐，年移代革，其中隐
藏的深意并非浅学所能窥造，因此，详细注解、翻译、
阐发脉诀，对于后学者大有裨益。

"望龙光知古剑，砚宝气辨明珠"，事实上，中华
脉学不啻古剑、明珠般宝贵。本套丛书精选《濒湖脉
学》《诊家正眼》《脉诀汇辨》《脉药联珠》《四诊心法》
《脉诀乳海》书中的脉诀部分，对歌诀进行精细校对，
对术语生字详细注解，把歌赋心法进行白话翻译，对
疑难重点详细解读。以期从多层面、多角度来阐发脉
学真谛，揭开具有"脉理渊微，其体难辨"的脉学的
神秘面纱，使"跨越时空、跨越国度、富有永恒魅力、
具有现代价值"的中医学绽放异彩。

陈家旭

2017 年 7 月于北京中医药大学

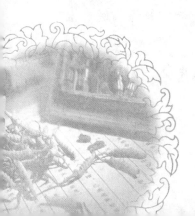

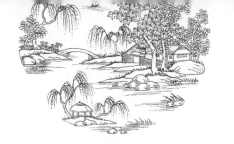

内容提要

　　《脉诀乳海》六卷，是我国古代著名的中医脉学著作，由清·王邦傅纂注、叶子雨参订，是据《王叔和脉诀》予以注释、发挥而成。书中颇多独到的见解，对后世脉学的发展产生了深远的影响。古有圣贤撰述成书，如今，我们在前贤的基础上，加以精注、精译、精解，力求通俗易懂，简明实用。

　　本书适合于中医院校学生、临床医务人员，以及中医爱好者学习参考。

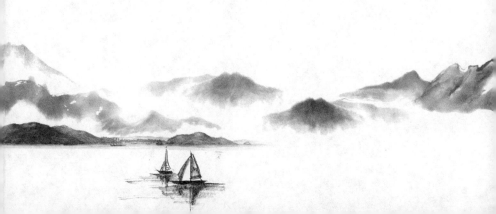

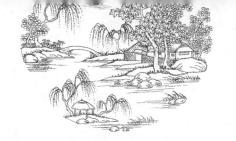

前　言

　　中医学作为中华民族古代科学的瑰宝，被称为"打开中华文明宝库的钥匙"，早已成为国人的共识。然而，在浩瀚如海的中医文献中，这把"钥匙"总是难窥全豹，复因文字古奥，难以卒读，使很多初学者面对茫茫学海而望洋兴叹；略知一二的中医爱好者要进一步钻研中医典籍，也常感到无从下手。那么，如何研习中医这门国术精魂，找到中医入门的方法呢？

　　古有明训："脉者巧也，四诊之末。上士欲会其全，非备四诊不可。"诊脉是中医临床不可缺少的诊察步骤和内容。脉诊之所以重要，是由于脉象能传递机体各部分的生理病理信息，是窥视体内功能变化的窗口，可以为诊断病证提供重要依据。《景岳全书·脉神章·脉神》载："脉者血气之神，邪正之鉴也，有诸内必形诸外。"因此，通过诊脉可以了解气血的虚实及邪正力量的消长，为治疗指明方向。本套丛书以歌诀形式编写而成，朗朗上口，简明生动，条理分明，阐析深入浅出，概括全面，融医学、文学、速记于一体，

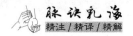

为初学者之良师。

医生不识脉就无以辨证，不辨证就无以论治，只有精通脉理，方能成为良医。愿志于此道的读者们在中医之路上走得更远！

《脉诀乳海精注精译精解》编委会
2015 年 8 月

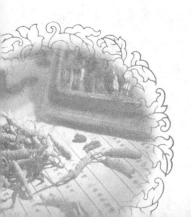

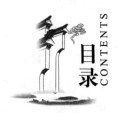

目录
CONTENTS

第一章　脉学概要

脉诀之来久矣，今复有议其非者，何也？以其言浅而意深也。唯其言浅，故厌常喜新之徒，乃以诀为不足法，反出言以诋毁之。唯其意深，故冒昧鲜识之徒，随众附和，望洋而退避之。是以王氏之说终不明，而为脉诀之一大厄也。

医诚不易，唯脉尤难。诸家之撰，虽各有可观，终为及肩之墙耳。岂若叔和脉诀，中边皆甜，诚医门之乳海也。汝当学时，只宜参究本文，勿拘旧释。倘从自己胸中体帖出来，方与古人相晤对也。余因谨遵严命，即自手录脉诀本文一卷，删其注释，熟读而详玩之。即于虚字剩句，亦必细心理会，不敢轻放。于意所已明者，则中心藏之；于意所未明者，然后检阅诸家注释，其诠之善者则选之，其不善者则姑置之。噫，夫脉诀之理，渊微如此，毋怪乎冒昧浅识之徒，不得其门而入也。

清·王邦傅《脉诀乳海序》

一、脉　赋

【原文】

欲测疾兮死生，须详脉兮有灵①。左辨心肝之理，右察脾肺之情。此为寸关所主，肾即两尺分并。三部五脏易识，七诊②九候③难明。昼夜循环，营卫须有定数④。男女长幼，大小各有殊形。

复有节气不同，须知春夏秋冬。建寅卯月兮木旺，肝脉弦长以相从。当其巳午，心火而洪。脾属四季⑤，迟缓为宗。申酉是金为肺，微浮短涩宜逢。月临亥子，是乃肾家之旺。得其沉细，各为平脉之容。既平脉之不衰，反见鬼⑥兮命危。儿扶母兮瘥速，母抑子兮退迟。得妻⑦不同一治，生死仍须各推。假令春得肺脉为鬼邪⑧，得心脉乃是肝儿。肾为其母，脾则为妻。春得脾而莫疗，冬见心而不治。夏得肺以难瘥，秋得肝亦何疑。此乃论四时休旺之理，明五行相克之义。举一隅而为例，则三隅而可知。

按平弦⑨而若紧，欲识涩而似微。浮芤其状相反，沉伏殊途同归。洪与实而形同仿佛，濡与弱而性带依稀。先辨此情，后论其理。更复通于药性，然后可以为医。既已明其三部，须知疾之所有。寸脉急而头痛，弦为心下⑩之咎。紧是肚痛之征，缓即皮顽之候。微微冷入胸中，数数热居胃口。滑主壅多，涩而气少。胸连胁满，只为洪而莫非；胸引背疼，缘是沉而不谬。更过关中，浮缓不餐。紧牢气满，喘急难痊。弱以数兮胃热，弦以滑兮胃寒。微即心下胀满，沉兮膈上吞酸。涩即宜为虚视，沉乃须作实看⑪。下重缘濡，女萎散⑫疗之在急。水攻因伏，牵牛汤泻则令安。尔乃尺中脉滑，定知女经不调。男子遇此之候，必主小腹难消。为伏谷兮不化，微即肚痛无缪。弱缘胃热上壅，迟是寒于下焦。胃冷呕逆涩候，腹胀阴疝弦牢。紧则痛居其腹，沉乃疾在其腰。濡数浮艽，皆主小便赤涩。细详如此之候，何处能逃？若问女子何因，尺中不绝，胎脉方真。太阴洪而女孕⑬，太阳大是男娠⑭。或遇俱洪而当双产，此法推之其验若神。月数断之，各依其部。假令中冲⑮若动，此乃将及九旬⑯。

患者欲知要死，须详脉之动止。弹石⑰劈劈而又急，解索⑱散散而无聚。雀啄⑲顿来而又往，屋漏⑳将绝而复起。虾游㉑苒苒而进退难寻，鱼跃㉒澄澄而迟疑掉尾。嗟乎！遇此之候，定不能起。纵有丸丹，天命而已。复有困重沉沉㉓，声音劣劣㉔。寸关虽无，尺犹不绝。往来息均，踝中不歇。如此之流，何忧殒灭。经文具载，树无叶而有根。人困如斯，垂死乃当更治。

【注释】

①有灵：指正常脉象从容和缓，匀齐有力，即有胃、有神、有根。

②七诊：指七种病脉或切脉七法。七种病脉，即小、大、疾、迟、

热、寒、陷下七种病脉。切脉七法，包括：静心以存神；忘外以涤虑；均呼吸以定中气；轻按于皮肤之间，以探其腑脉；稍重按于肌肉之间，以探其胃气；再重按于骨上，以探其脏脉；上寻鱼际，下寻尺泽，以求其终始。

③九候：指脉诊方法。其中全身遍诊法，以头部、上肢、下肢各分天、地、人三部，合为九候；寸口脉法以寸、关、尺三部各分浮、中、沉，合为九候。

④营卫须有定数：人在一昼夜之间，通常共呼吸13500次，经气共行50周次，环绕全身。当铜壶滴漏至百刻时，荣卫之气于白天黑夜各循行25周，合为一周。

⑤脾属四季：根据五行理论，五脏分属五行，其中脾脏属土，旺于每季后十八天，不独主四时之一。首见于《素问·太阴阳明论》曰："脾者，土也，治中央，长以四时长四脏，各十八日寄治。"

⑥鬼：鬼克之邪脉，即克我者，如春日浮短涩脉，夏见沉细脉，四季见弦长脉，秋见洪大脉，冬见迟缓脉。

⑦妻：我所克者，称为妻。

⑧鬼邪：即实邪、虚邪、微邪。

⑨平弦：北方人对珍脉的一种称呼，北方人诊脉称平脉，南方人诊脉称看脉。

⑩心下：指心下方，胃脘部。

⑪沉乃须作实看：与"沉兮膈上吞酸"相同，关脉沉则胃中有宿滞未消而吞酸，故当视之为实，宜用消导之剂，去其积滞，则阳气自升，而脉自不沉。

⑫女萎散：此方已失传，无法考证。

⑬太阴洪而女孕：女为阴，其道尚右，而太阴俱在右寸关，太阴为脏，当于沉中候，现诊得右手肺脾之脉沉而洪，故知为女孕。

⑭太阳大是男娠：男为阳，其道尚左，然两太阳俱在左，太阳为腑，当于浮中候，现诊得左手小肠膀胱之脉洪而大，故知其为男娠。

⑮中冲：在手中指尖内侧，为手心包经之井穴。

⑯九旬：十日为旬，九旬为三月。

⑰弹石：即真脏脉的真肾脉，指脉在筋肉之上，辟辟凑指，如指弹石，主肺肾气绝。

⑱解索：脉在筋肉之上，乍疏乍密，散乱无序，如解乱绳之状。即脉跳忽快忽慢，节律紊乱。主肾与命门之气皆亡。与28种病脉中之散脉同，与西医快速房颤脉相合。

⑲雀啄：脉在筋骨间，连连急数，三五不调，至而复作，如雀啄食之状。即脉来急而数，节律不齐，止而复跳。主脾胃之气已绝，与西医的阵发性室上性心动过速相合，常是解索脉（房颤脉）的先兆。

⑳屋漏：脉在筋骨间，如残漏之下，良久一滴，溅起无力，状如水滴溅地貌。即脉来极慢，很久一跳，间歇不匀。主胃气营卫俱绝。

㉑虾游：脉在皮肤，来则隐隐其形，时而跃然而去，如虾游冉冉，忽而一跃的状态。即脉浮而至数不清，时而一跳，继而消失。主孤阳无依，躁动不安之死候。

㉒鱼跃：即鱼翔脉，脉在皮肤，头定而尾摇，浮浮泛泛，似有似无，如鱼之翔。即脉浮极微，至数不清。主三阴寒极，亡阳之候。

㉓沉沉：即神昏。

㉔劣劣：指气少。

【译文】

想要推测疾病死生之期，须细心详究脉之胃、神、根。心脉和肝脉见于左手寸、关两部，肺脉和脾脉见于右手寸、关两部，肾脉和命门脉分别见于左右手的尺部。人们很容易明白左右手寸关尺三部分候的脏腑，却不能够正真理解七诊、九候的诊脉方法。无论男女老少、高矮胖瘦，还是季节气候各异，对人体而言，营气始终充盈于脉内，卫气循行于脉外，如此一日一夜周而复始，维护机体正常的功能活动。

肝属木，木气旺盛于春季一二月，脉弦而柔和；心属火，火气旺于夏季四五月，脉洪而来盛去衰；脾属土，土旺于春夏秋冬之初，脉来迟缓；肺属金，金旺于秋季七八月，脉微浮短涩；肾属水，水旺于冬季十、十一月，脉沉细。四时平脉的特点是春微弦、夏微洪、秋微毛、冬微石。平脉亦见于外邪来犯，而机体正气不衰者。结合患者脉象与季节的五行生克关系，很容易辨识疾病预后：我所生者为子，子扶母，则疾病向愈；生我者为母，母抑子，则病虽不致死，但必稽延难愈。春夏秋冬四季得其各自妻脉，好坏判断各不相同，不可一概而论。以春为例，春属木，肺属金，春得肺脉，金克木，木反侮金，称"肺脉"为鬼邪；若春得心脉，心属火，木生火，木为其母，子扶母，则"心脉"为时令之脉。肾属水，水生木，故为其母；脾属土，木克土，为其所克，称为妻。春得脾脉，脾属土，木非土不生，况木得湿土之滋，反能长养，故疾病不经治疗可快速向愈。假使冬见心脉，冬为寒冰，心为君火，如严寒之时，得太阳一照，使流水不冰，纵有微邪，亦无大害，故不必治。夏得肺脉，夏为赤帝司辰，万物赖其生长，肺为阴金，其气肃杀，故杀菽陨霜，春秋所警，故夏得肺脉则疾病难愈。秋得肝脉，肝为清阳青阳，主东方之生气，是当摇落之时，而得生长之气，故疾病向愈。上述内容是对四时脉象和五行生克关系间的探讨。以春为例，那么余下三季则可以此类推，举一反三。

北方诊脉，首要分辨弦紧涩微：浮脉举之有余、按之不足，芤脉轻取浮大、重则中空；沉脉轻取不应、重按始得；伏脉重按推筋着骨乃得，为三阴之尽；洪、实二脉，脉来皆满指，但洪脉满指而大，有浮沉之别，实脉则浮、中、沉皆有力；濡、弱二脉，其状相似，但濡脉极浮细而软，弱脉则极沉细而软。仔细辨析上述脉象，然后方可遣药组方行医。既已明寸关尺三部，须知三部所见之脉不同，所生之病亦各异。寸为阳部，头为诸阳之会，若寸脉急，类似紧，诸紧为寒，则是风寒客于脑而作痛，故头痛。心下有痰饮则弦，故寸脉弦称"心下咎"。寸脉紧是胃脘痛的征兆，脉缓则肌肤不仁，为风寒客表证。胸中处于阳位，脉微则阳气虚，阳虚则寒，故寸脉微可知胸中有冷气。寸脉数则热，经云："寸脉数宜用吐法。"胃脘有热熏于胸中，宜采用吐泻的药物，并且针胃脘部，服热汤。寸脉滑，主胸中痰食雍滞、胸满吐逆。寸脉涩表现为气多血少，胸为气海，若关脉涩，营出中焦而血少。洪为阳，沉为阴，洪为火，沉为寒，胸为阴，背为阳。寸部见洪脉，为肠火之邪干于心胸，致胸痛攻胁。寸部见沉脉，为阴寒之气干于肺而作胸引背疼。关中候中焦，中焦属土，土之性宜镇静，若关脉浮缓，缓虽为土之本脉，而浮则为风为虚，如大风扬沙，失其镇静之德，而成虚浮之象，故易不食。紧为寒，牢为病，若关中见此两脉，是脾胃为冷物所伤，脾病则留满痞塞，故气满喘急而成难以向愈之证。关中脉数，为热壅胃口而不食，继则脉因之而弱。弦则为饮，滑主壅滞，若弦滑兼见于关中，是为胃中停积寒饮。诸胀满皆属于土，微为阴土，乃不及之土，微脉见于关中，是为脾虚不足而作胀满。关脉沉则见胃中有宿滞未消而吞酸。营出中焦，关脉涩则为营血不足，为虚证。而关脉沉，则当视之为实证。濡主虚乏，为气血不足之候。关主脾胃，若见濡脉，则元气衰而中气下陷，故腰以下坠重、不良于行，以女萎散疗之。营出中焦，中焦治则脉道行，而往来流动，若关脉伏，则土为水掩而脉道不行，以牵牛汤治之，尽泻其水则脾土自现，而脉道自通。滑主痰食壅滞、女子经脉不通、男子小便不利，尺脉滑则气血充实、妇人经脉不利、男子溺血。尺脉弱可见胃热上壅，上实下虚，热气并壅于胃口。诸迟为寒，尺候下焦，尺脉迟，则知下焦有寒。完谷不化、饮食入胃，不能运化停留于中，壅遏营卫，卫出下焦，不得通达，故厥阴之木气不升，而尺脉伏。微为阳虚阴盛之脉，尺中见微，是为阴分而见阴脉，诸阴为寒，故尺微厥冷，可见小腹中拘急有寒气。人身如釜甑相似，胃犹甑，脾犹釜，下焦命门犹釜底之薪，命门之火旺，则能熏蒸脾土而胃中之饮食易消；肾为胃之关，现尺脉见迟，则精血不足、真火衰微，不能熏蒸脾土、腐熟水谷，故胃冷呕逆。任脉主男子内结七疝、女子瘕聚带下，现尺脉弦牢，或因足厥阴之气郁而不舒，致腹胀阴疝；或因肾虚、寒水涸竭。诸紧为寒，现尺脉紧，则知寒在下焦，故脐下痛。腰为肾之府，两尺脉沉，沉为阴水，为火不能相济，故疾在腰。濡而数乃阴中之火，阴中有火，故主小便赤涩，当用凉补之药，以滋其阴浮；芤乃阳中之火，阳中有火，亦主小便赤涩，当用寒凉之剂，以泻其火。对于濡数浮芤四脉，可将濡数归为一脉，浮芤为一脉，不必分为四个脉。女子以尺脉为主，脉来不绝且往来流利，即阴搏阳别，称为有子。右手肺脾脉沉而洪为女孩；左手小肠膀胱脉洪而大为男孩；若左右手寸口脉均洪，则为双胞胎，这种方法推测其实很灵验。妇人有孕，除了心与小肠不养胎外，其余脏腑皆各依其月输血养胎。怀胎满十月即可生产，满三月则可观察中冲脉搏动。

想要了解患者的生死预后情况，医者必须清楚其呼吸脉动的节律和频率。弹石脉在筋肉间，举按劈劈然；解索脉如解乱绳之状，指下散散无复次第；雀啄脉在筋骨间，脉来急数，节律不齐，止而复跳；屋漏脉则脉来极慢，很久一跳，间歇不匀；虾游脉在皮肤，脉浮而至数不清，时而一跳，继而消失；鱼翔脉则脉浮极微，至数不清。哎，遇到以上六种脉象，患者定不能生还，纵使拥有神丹妙药，也抵挡不住天命所归呀！更何况还神疲乏力、肢体困重、少气懒言。若患者寸关脉虽无，尺中脉却往来不绝，且呼吸均匀、足踝处的太溪脉动流利不歇，这样的身体状况，哪还惧怕死亡呢？依据经文的记载，这就好像是枝叶虽凋，而根本尚存。人若是像这枝叶一样，即便处于窘迫境地，但在努力针扎一番后，也一定可以存活。

【解析】

诊脉是中医学诊断疾病和判断预后吉凶的重要方法。《素问·脉要精微论》说："微妙在脉，不可不察。"历代医家经过几千年来不断的总结和发展，从临床实践中积累了极其丰富的经验，形成了比较系统的理论和独特的方法。

本文开篇即开宗明义地提出主旨内容，即通过脉诊可以推测疾病的生死转归。首先，通过描述正常脉象有胃、有神、有根的特点，对比得出胃、神、根与疾病生死转归联系的密切相关性。其次，从春夏秋冬四时脉象的生理及病理变化两方面分析疾病的转归、预后情况，常脉的生理特点可表现为"春脉微弦、夏脉微钩、秋脉微毛、冬脉微石"，若脉象发生变化，再结合自然界五行生克的特点，则可以很好地推测疾病的预后转归。继而，通过分析左右手寸关尺三部所分候的不同脏腑及其脉象不同的变化，提出脉诊可辅助各类内外科疾病的遣药组方。此外，文中提出左右手脉象的变化，可辨识妇女的妊娠情况，表明中医脉诊在妇女妊娠上有涉猎，进一步阐释脉诊的重要性。最后，从呼吸脉动的节律和频率的病理变化方面，描述了七种无胃、无神、无根的真脏脉，亦称为"七怪脉"，是危重病出现的特殊脉象，包括无胃之弹石脉，无神之雀啄脉、屋漏脉、解索脉，无根之釜沸脉、鱼翔脉、虾游脉。这些异常的脉象多见于严重的心脏器质性病变。临床中如遇到这些脉象，必须采用中西医结合方法进行综合治疗，及时抢救，不能认为七怪脉就是死证，否则就失去了抢救的机会。如《四诊抉微》曰："雀啄诸脉，若因药尅伐所致，急投大补，多有复生者。"《濒湖脉学·四言举要》曰："真藏既形、胃已无气、参察色证、断之以臆。"这表明，既然脉象已经出现真脏绝脉，说明胃气已绝，但必须结合望诊等诊断方法进行综合分析，做到心中有数，才能够正确地判断和预测病情。

实践证明，通过切脉判断病情的变化和预后转归，具有非常重要的临床意义，值得重视和深入探讨。通过切脉能够诊断疾病，判断安危。正如《灵枢·逆顺》说："脉之盛衰者，所以候血气之虚实，有余不足。"《素问·脉要精微论》说："夫脉者，血之府也，长则气治，短则气病，数则烦心，大则病进。"又如《诊家枢要》说："脉者，气血之先也。气血盛则脉盛，气血衰则脉衰，气血热则脉数，气血寒则脉迟，气血微则脉弱，气血平则脉治。"临床诊断疾病，必须脉证合参，审辨逆从，方能诊断正确。

二、诊脉入式歌

【原文】

左心小肠肝胆肾，右肺大肠脾胃命。女人反①此背看之，尺脉第三同断病。心与小肠居左寸，肝胆同归左关定。肾居尺脉亦如之，用意调和审安静。肺与大肠居右寸，脾胃脉从关里认。命门还与肾脉同，用心仔细须寻趁。若诊他脉覆手取，要自看时仰手认。三部须教指下明，九候了然心里印。大肠共肺为传送，心与小肠为受盛。脾胃相通五谷消，膀胱肾合为津庆。三焦无状空为名，寄在胸中隔相应。肝胆同为津液府，能通眼目为清净。智者能调五脏和，自然察认诸家病。掌后高骨②号为关，骨下关脉形宛然。以次推排名尺泽③，三部还须仔细看。

关前为阳名寸口，关后为阴直下取。阳弦头痛定无疑，阴弦腹痛何方走。阳数即吐兼头痛④，阴微即泻脐中吼。阳实应知面赤风，阴微盗汗劳兼有⑤。阳实大滑应舌强，阴数脾热⑥并口臭。阳微浮弱定心寒，阴滑食注⑦脾家咎。关前关后辨阴阳，察病根源应不朽。

一息四至号平和，更加一至太无疴。三迟二败冷危困，六数七极热生多；八脱⑧九死十归墓，十一十二绝魂瘥。三至为

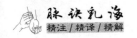

迟一二败，两息一至死非怪。迟冷数热古今传，难经越度分明载。热即生风冷生气，用心指下叮咛记。春弦夏洪秋似毛，冬石依经分节气。阿阿缓⑨若春杨柳，此是脾家居四季。在意专心察细微。灵机⑩应变通元记。浮芤滑实弦紧洪，七表还应是本宗。微沉缓涩迟并伏，濡弱相兼八里同。长短虚细促动结，代革同归九道中。血营气卫定息数，一万三千五百通。

【注释】

①反：尺脉分候脏腑，男子为左肾右命门，女子为右肾左命门。

②掌后高骨：指前臂外侧的桡骨茎突，为桡骨下端的骨性隆起。

③尺泽：手太阴肺经"合"穴，位于肘横纹中，肱二头肌腱桡侧缘。

④吐兼头痛：见于寸脉弦数，足少阳胆经之火上攻于头；或寸脉洪数，足阳明胃经之火上攻于头。

⑤阴微盗汗劳兼有：汗者，血所化也。凡人寤则阳用事，寐则阴用事。盗汗者，人当寐时，则阳不用事，而营气外泄，盗其不知而出也。上文提到"阴微即泻"，而此处为"阴微盗汗"，何一脉而两病也？盖以其人兼有劳证，复得阴部脉微，则为阴虚盗汗之证矣。

⑥脾热：即脾热病，指脾受邪热而致的病证，易传于足阳明胃经，复因阳明开窍于口，故临床浊气上升，表现为口臭。

⑦食注：病名，九注之一，指完谷不化。《诸病源候论·食注候》曰："外邪恶毒之气，随食饮入五脏，沉滞在内，流注于外，使人肢体沉重，心腹绞痛，乍盛乍发，以其因食得之，故谓之食注。"

⑧八脱：比平人一息多加三至，即正常的二百七十息中，加八百一十动，是于一周身外，又过行九丈七尺二寸。较平人一息多加四至为"九死"；较平人一息的基础上再加倍为"十归墓"。

⑨阿阿缓：四时的五脏之脉，均以脾土胃气为本，在六月季夏建未，脾旺之时，若脉来阿阿而缓，为平脉。

⑩灵机：即脉理。

【译文】

现代临床上，左右手寸关尺三部分候不同的脏腑，认为可以反映相应脏腑的病变，总原则是寸部候上焦（呼吸与循环系统），关部候中焦（消化系统），尺部候下焦（泌尿生殖系统）。具体配属是，左寸候心与小肠，左关候肝、胆，左尺候肾及膀胱；右寸候肺与大肠，右关候脾、胃，右尺候心胞、命门及三焦。关于肾与命门的区别，可参考后文《右手尺部命门脉歌》。男女脉象，脉位相同，而脉形不同，如男子两尺脉弱、女子两尺脉盛为正常脉象，但若出现男子两尺脉盛、女子两尺脉弱则可诊断为病理脉象。医者覆手取脉，病人应平臂、仰掌，以左手诊右脉，右手诊左脉，依次进行。下指时，先以中指取定关部（掌后高骨隆起之处即关部），然后用示指按在关前定寸，无名指在关后定尺，不可前后颠倒。在熟练运用"三部九候"诊法取脉的同时，医者须调节气息、清心宁神，全神贯注于指下，以自身一呼一吸的时间来默数病人脉来的至数。肺是相傅之官，犹如相傅辅佐君主，因主一身之气而调节

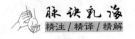

全身的活动；大肠是传导之官，能传送食物的糟粕，使其变化为粪便排出体外；心是君主之官，主宰全身，人的精神意识思维活动由此而出；小肠是受盛之官，承受胃中下行的食物而进一步分化清浊；脾胃是仓廪之官，主饮食的受纳和布化，五味的营养靠它们的作用而得以消化、吸收及运输；膀胱是州都之官，蓄藏津液，通过气化作用而排出尿液；肾是作强之官，能够使人发挥强力而产生各种技巧；三焦是决渎之官，为"有名无形"的中空脏器，位于心下膈上，能够通行水道。五脏各有液，肝之液为泣，其候为目，五腑皆有出入，唯胆无出入；胆为清净之府，胆之精气，因肝之余气溢入于胆，藏在肝短叶间，且相并而居，其内所藏精汁清净；肝藏血，开窍于目，目受血而能视物，故能上通于眼。医者五脏安和、气息调匀、呼吸平稳，然后能够从容地探察病患的脉象变化。

关前寸部为阳，关后尺部为阴。弦脉为气血收敛之脉，属于少阳，主半表半里证，其从阳化则热、从阴化则寒。若寸脉弦则风寒外来、少阳有火而作头痛，尺脉弦则阴寒内生而少腹寒痛。寸脉数则吐血头痛，尺脉微则下焦之肾火衰，脾失温养，则脾虚而泻、脐中有声。面为诸阳之会，实脉为阳火。寸脉实则热极生风，见面赤；尺脉微则阴虚盗汗。大脉为火，实脉为火有余，滑脉为痰。火有余则热，热则生风，风火相煽，则痰随火上壅于寸部。心在阳位，位于膈上，开窍于舌。寸部脉实大滑，则风火生痰，窒塞心窍，见舌强。脾主中州，与胃相表里，虽赖下焦之相火熏蒸，得以腐熟水谷、行其津液，但不可过旺。尺脉数则见相火反乘脾土,见脾热、口臭。寸脉微浮弱,为阳气衰微、心火不足的征象;尺脉滑见于脾胃运化失常,多表现为完谷不化。通过以上关前关后辨阴阳的论述,我们可以更迅捷地追溯疾病的根源所在。

人一呼脉跳动两次,一吸脉跳动两次,呼吸之余,是为定息。平人的脉象为一息跳动四至,若不及或超过四至则为病脉。脉来迟缓,一息三至(相当于每分钟脉搏在60次以下)为迟脉,可见于阴寒内盛;一息一或二至者为败脉(相当于每分钟脉搏在30次以下),可见于疾病的危重时刻。一息五至以上不足七至(相当于每分钟脉搏在90~120次)为数脉,一息七八至为疾脉(相当于每分钟脉搏在120次以上),此二脉均可见于热证。一息八至以上是精气衰夺的死脉,包括为"八脱""九死""十归墓"、十一及十二至。脉来迟息,损之又损而致两息一至,则脉气断绝不至而病患必死。这些关于迟数损至之脉的论述,可以在秦越人的《难经》中找到相应的记载。肝主风热,火盛金衰、不能制木,则木自旺而生风;肺主气冷,水盛火衰、不暇制金,则金自旺而生气。春天有胃气的脉是弦而柔和的微弦脉;夏天有胃气的脉是钩而柔和的微钩脉;秋天是轻虚以浮而柔和的微毛脉;冬天则是沉石而柔和的微石脉;脉来阿阿而缓,为见于四季十八日有胃气之征象的脾脉。当我们能够熟练地掌握四季脉象变化的规律,那么脏腑功能的盛衰变化就会自然晓悟。浮芤滑实弦紧洪七脉,皆轻取即得,为七表脉;微沉缓涩迟伏濡弱八脉,轻取不应,重按始得,为八里脉；长短虚细促动结代革则为九道脉。照营卫气血循行的理论确立呼吸的定数，正常人一日一夜平均为一万三千五百息。

【解析】

本章开篇即开门见山地提出古人诊脉察病之法，是以左右手的寸关尺三部来分候各不相同的脏腑。首先，描述如何选指切脉。因为三指的皮肉厚薄不同，敏感性亦各异，其中示指敏感性最强，中指次之，无名指更次，而脉管的走形是由深层逐渐走向浅层，其中寸部最浮，关部次之，尺部最沉。故须以敏感性最强的示指切于最浮之寸部，敏感性最差的无名指切于最沉之尺部。其次，大体上阐释在临床具体诊脉时，如何布指、调息及运指。接着，强调医者在诊脉时需要自身达到五脏安和、气息调匀、呼吸平稳的重要性。最后，结合迟数损至之脉的特点，从正面探讨通过脉率变化来辨别常变及预后的关系，宏观的论述四季脉象变化的规律与脏腑功能盛衰变化的关系，从而有助于推断病人体内的气血盛衰、病情的轻重及预后的好坏，全面分析病情。

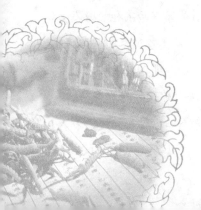

第二章　论五脏脉

脉为医之关键，医不察脉则无以别证，证不别则无可以措治。医惟明脉则诚良医，证候不明则为庸医。

肝脉弦，心脉勾，脾脉代，肺脉毛，肾脉石，是谓五脏脉。平心脉来，累累如连珠，如循琅玕，曰心平，心脉，夏脉也。夏以胃气为本；病心脉来，喘喘连属，其中微曲，曰心病；死心脉来，前曲后居，如操带钩，曰心死。平肺脉来，厌厌聂聂，如落榆荚，曰肺平，秋以胃气为本；病肺脉来，不上不下，如循鸡羽，曰肺病；死肺脉来，如物之浮，如风吹毛，曰肺死。平肝脉来，软弱招招，如揭长竿，曰肝平，春以胃气为本；病肝脉来，盈实而滑，如循长竿，曰肝病；死肝脉来，急而益劲，如新张弦，曰肝死。平脾脉来，和柔相离，如鸡践地，曰脾平，长夏以胃气为本；病脾脉来，实而盈数，如鸡举足，曰脾病；死脾脉来，坚锐如鸟之喙，如鸟之距，如水之流，如屋之漏，曰脾死。平肾脉来，喘喘累累如旬，按之而坚，曰肾平，冬以胃气为本；病肾脉来，如引葛，按之益坚，曰肾病；死肾脉来，发如夺索，劈劈如弹石，曰肾死。

隋·杨上善《黄帝内经太素》

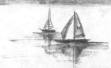

一、心　脏

（一）心脏歌

【原文】

心藏身之精，小肠为弟兄。象离随夏旺，属火向南生。

任物无纤巨，多谋最有灵。内行于血海，外应舌将荣。

七孔①多聪慧，三毛②上智英。反时忧不解，顺候脉洪惊③。

液汗通皮润，声言爽气清。伏梁④秋得积，如臂在脐萦。

顺视鸡冠色，凶看瘀血凝。诊时须审委，细察在叮咛。

实梦忧惊怪，虚翻烟火明。秤之十二两，大小与常平。

【注释】

①七孔：即人面部眼耳口鼻的七个孔穴，此处指心思、心机。

②三毛：即头发、眉毛、胡须，此处指心思、心机。与上文"七孔"意义相同。

③惊：大而散。

④伏梁：即古病名，主要是指心下至脐部周围有包块（或气块）形成的病证，大多由于气血结滞所致。根据经典之义可分为三种病变，即

心积伏梁、风根伏梁和脓血伏梁。李经纬、邓铁涛等主编《中医大辞典》云："伏梁：古病名。①指心积症。《灵枢·邪气藏腑病形》：'心脉……微缓为伏梁，在心下，上下行，时唾血。'②指髀股胻皆肿，环脐而痛的疾患。《素问·腹中论》：'人有身体髀股胻皆肿，环脐而痛，是为何病？岐伯曰：病曰伏梁，此风根也。其气溢于大肠，而著于肓，肓之原在脐下，故环脐而痛也。'③指少腹内之痈肿。《素问·腹中论》：'病有少腹盛，上下左右皆有根……病名伏梁……裹大脓血，居肠胃之外。'"此处，指心积症。

【译文】

心主血，主藏神，可以调节全身的脏腑精气，脏腑之精由脏腑之气所化，脏腑之气可调节全身脏腑机能；小肠属丙为阳脏，心属丁为阴脏，阳在先为兄，阴在后为弟，故手太阳小肠经和手少阴心经互为相表里的两脏，称之为"弟兄"。心的卦象为离卦，离卦属火，其特点为中间空虚，心脏亦属火，夏季炎热，心火在夏季机能最旺；南方炎热，与火性相似，心五行属火，火生于南方。人们在看待世间万物的问题上面，没有大小之分，但人及所能及的多谋虑之慧灵最重要。心主血脉，可以推动和调控血液在脉道内的运行，使之不溢出脉外；心在窍为舌，舌体的荣润可以反映心主血脉功能的正常与否。古语有云，聪敏智慧的人，心思心机较多。正常情况下，喜则心气舒畅，血气通利，营卫调和。若心气压抑反为忧，加上夏月时若脉象沉细，提示此脉象与四时的变动不相应，临床可表现为神不守舍、精神恍惚、忧愁不能自解；若夏月脉象洪大而散，则提示脉象与四时的变动相应，为顺候。肾主液，心在液为汗，水能克火，汗液通调则肾水平和，乃皮肤润泽而火未遭受水邪侵袭之征象；肺主声，心在声为言，火能克金，言语清爽则肺金平和，乃肺气清且金未遭受火邪侵袭之征兆。心积伏梁，多由于气血结滞所致，是心下至脐部周围有包块（或气块）形成的病证。其在临床上多表现为起病缓慢，病程迁延，经久不愈，呈渐进性发展，患者多心烦、睡卧不安。这是由于秋天金气旺盛，水克火，火克金，肺金反侮心火，心火反侮肾水，肾水不能纳受，气血残留壅滞，发为心积伏梁，所以心积伏梁多见于秋季。若患者面色赤如鸡冠，为顺象，主生；若面色赤如血，泛有瘀血之征，为凶象，主死。大凡医者诊察疾病，均应望闻问切四诊合参，细微处诊查时须注重问诊的详细，方可保证病史的万全。心气盛为实证，临床多表现为精神过度兴奋、心烦失眠，多梦、烦躁、发狂等病症；心气不足则为虚证，临床多表现为梦见烟火光明、气短、乏力等症。心脏重约十二两，正常人大多相差无异。

【解析】

本章内容主要介绍了心脏的生理特点、生理特性及其生理功能和临床病理表现。心为五脏之一，位于胸中，两肺之间，隔膜之上，外有心包卫护。其形圆而下尖，如未开的莲花。

心的主要生理功能是主血脉和主藏神。心主血脉包括心主

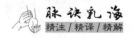

血和主脉两个方面。心主血的基本内涵，是心气能推动血液运行，以输送营养物质于全身脏腑形体官窍；另一内涵，则是心有生血的作用，即所谓"奉心化赤"，主要指饮食水谷经脾胃之气的运化，化为水谷之精，水谷之精再化为营气和津液，进入脉管之后，经心火（即心阳）的作用，化为赤色血液，即《素问·经脉别论》所谓"浊气归心，淫精与脉"。清·唐宗海《血证论》说："火者，心之所主，化生为血液以濡养周身。"可见，心有总司一身血液的运行及生成的作用。心主脉，是指心气推动和调控心脏的搏动和脉管的舒缩，使脉道通利，血流通畅。心与脉直接相连，形成一个密闭循环的管道系统。心气充沛，心脏有规律地搏动，脉管有规律地舒缩，血液则被输送到各脏腑形体官窍，发挥濡养作用，以维持人体正常的生命活动。《素问·六节藏象论》所说"心者……其充在血脉"，即是针对心、脉和血液所构成的一个相对独立的系统而言。血液在脉中正常运行，必须以心气充沛、血液充盈、脉管通利为基本条件。其中心脏的正常搏动，对血液循环系统生理功能的正常发挥起着主导作用，故说"心主身之血脉"（《素问·痿论》）。

心藏神，又称主神明或主神志，是指心有统帅全身脏腑、经络、形体、官窍的生理活动和主司精神、意识、思维、情志等心理活动的功能。故《素问·灵兰秘典论》说："心者，君主之官也，神明出焉。"由于心的主血脉和主藏神功能起着主宰人体整个生命活动的作用，故称心为"生之本""五脏六腑之大主"。

心的生理特性是：为阳脏而主通明。心位于胸中，在五行属火，为阳中之阳，故称为阳脏，又称"火脏"。火性光明，烛照万物。心喻为阳脏、火脏，其意义在于说明心以阳气为用，心之阳气有推动心脏搏动，温通全身血脉，兴奋精神，以使生机不息的作用。心主通明，则是指心脉以通畅为本，心神以清明为要。心脉畅通，纵然需心阳的温煦和推动作用，但也须有心阴的凉润和宁静作用。心阳与心阴的作用协调，心脏搏动有力，节律一致，速率适中，脉管舒缩有度，心血才能循脉运行通畅。心阳能推动和鼓舞人的精神活动，使人精神振奋，神采奕奕，思维敏捷；心阴的宁静作用，能制约和防止精神躁动。

心与形、窍、志、液、时的关系为：心在体合脉，其华在面，在窍为舌，在志为喜，在液为汗，在五行属火，为阳中之阳，与自然界夏气相通应。从预防的角度来看，中医养生理论重视根据时令来调摄身心，在夏三月应当"夜卧早起，无厌于日"，尽量延长户外活动时间，使人的身心符合阳气隆盛状态，这样可使心的机能达到最大限度的扩展，发挥生命的潜能。从治疗角度看，中医学提出了"冬病夏治"的理论。如阳虚性心脏病在"水旺"的冬季易于发作，而"王气"是不易治疗的，故待到夏季心火之用事，内外阳气隆盛之时给以适当调理，藉内外阳气之盛，可收到事半功倍之效。

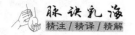

（二）心脏见于三部歌

【原文】

三部俱数心家热，舌上生疮唇破裂。狂言满目见鬼神，饮水百杯终不歇。

【译文】

脉数为热，若寸关尺三部脉均为数脉，则提示心火炽热。心开窍于舌，脾开窍于唇，故心火炽盛可表现为口舌生疮、嘴唇破裂。心藏神，心火炽盛可导致神昏、口出狂言、双目赤胀如见鬼神等症。此外，心火炽盛，可致热盛津伤，表现为口渴欲饮，且大量饮水后口干渴症状仍不能缓解。

【解析】

此段文字主要描述心火炽盛之证的临床表现。主要表现为：口舌生疮、嘴唇破裂、神昏谵语，满目赤胀、口渴欲饮，寸关尺三部脉象皆数等证候。

（三）心脉歌

【原文】

心脉扎①阳气作声，或时血痢②吐交横。溢③关④骨痛心烦躁，更兼头面赤骍骍。

大实由来面赤风，燥痛面色与心同。微寒虚惕心寒热，急则肠中痛⑤不通。

实大相兼并有滑⑥，舌强心惊语话难。单滑心热别无病，涩无心力不多言。

沉紧⑦心中逆冷痛，弦时心急又心悬。

【注释】

①芤（kōu）：即芤脉，中医学脉象之一，为大失血、伤阴后的脉象。

②血痢：即痢疾的一种，指痢下多血或下纯血者。

③溢：溢出，此指心脉溢出鱼际。

④关：关脉，此指心脉下入超过关脉。

⑤急则肠中痛：心脉急，称为"心疝"，为诸疝分类中之一种，多因心经为寒邪所袭而发。《诸病源候论》卷二十曰："疝者痛也，由阴气积于内，寒气不散，上冲于心，故使心痛，谓之心疝也。其痛也，或如锥刀所刺，或阴阳而痛，或四肢逆冷，或唇口变青，皆其候也。"证见心痛如锥刺，少腹有隆起之状，甚则四肢逆冷，口唇青紫，或自觉有气由少腹部上冲于心者。

⑥滑：即滑脉，为相火之脉。

⑦沉紧：即沉紧脉，为太阳寒水之脉。

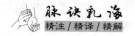

【译文】

芤脉为阳火之脉，主大失血，若心脉芤，提示火热之邪迫血妄行，表现为吐血时哮鸣有声；若火热之邪下传，则发为血痢。心脉向上溢出至鱼际处，向下延伸至关部，为心火炽盛之证。若心脉长，寸脉向上溢出至鱼际处，提示心经火热之邪上炎，灼伤肺络，表现为头面部色赤，心中烦躁；寸脉向下延伸至关部，则提示火热之邪趋下，煎熬肾水，水不胜火，肾主骨，可表现为骨痛。心属火，在色为赤，其华在面。若心脉实，提示心经火盛，为实证，火盛伤金，肺（金）在体合皮，故可表现为皮肤燥痛、面色红赤。若心脉微，手少阴心经为标寒本热之经，则提示心火不足，为虚证，可表现为胆怯易惊、寒热交。若心脉急，手少阴心经与手太阳小肠经相表里，提示心火之热下移于小肠，热邪稽留小肠，可表现为心痛如锥刺，少腹有隆起、不通而痛。若心脉实大滑，乃君相二火交灼于舌，提示心肾不交，表现为心惊、舌强、语言謇涩不畅等症。滑脉为水中之火，为相火脉，若心脉单见脉滑，且无其他兼证时，则提示君相安位，水火既济，为生理性心热的征象。心主血脉又主言语，涩脉主血少，若心脉涩，则提示心血不足，可见少语懒言。沉紧脉主里寒证，若心脉沉紧，则提示寒水之气上逆于心，致心中冷痛。弦脉主寒证，具有收引的特点，若心脉弦，则提示心脉受寒收引，可致心急；心下有水气，可致心悬。

【解析】

此段文字主要论述心脉见于芤脉、长脉、实脉、急脉、滑脉、涩脉、微脉、沉紧脉及弦脉等不同脉象时的主病特点。火热之邪迫血妄行可见芤脉、急脉，心火炽盛可见长脉、实脉，心火不足可见微脉，心肾不交可见脉象实大滑，心血不足可见涩脉，寒气上逆可见沉紧脉、弦脉，生理性的心热可见于滑脉。

二、肝　脏

（一）肝脏歌

【原文】

肝脏应春阳，连枝胆共房。色青形象木，位列在东方。
含血荣于目，牵筋爪运将。逆时生恚①怒，顺候脉弦长。
泣下为之液，声呼是本乡。味酸宜所纳，麻谷②应随粮。
实梦山林树，虚看细草芒。积因肥气③得，杯覆胁隅傍。
翠羽身将吉，颜同枯草殃。四斤余四两，七叶两分行。

【注释】

①恚（huì）：愤怒。

②麻谷：《素问·生气通天论》及《金匮真言论》皆称"谷麦"，惟《素问·五常政大论》称"谷麻"。

③肥气：古病名，为五积病之一，属肝之积（《难经·五十六难》）。因其似覆杯突出，如肉肥盛之状，故名肥气。《灵枢·邪气藏府病形》曰："肝脉……微急为肥气，在胁下，若复杯。"《难经·五十六难》曰："肝之积，名曰肥气。在左胁下，如覆杯，有头足。久不愈，令人发咳逆，疟，连岁不已。"《济生方》卷四曰："肥气之状……诊其脉，弦而细，其色青，其病两胁下痛，牵引小腹，足寒转筋，男子为积疝，女子为瘕聚。"治疗用肥气丸。

【译文】

肝脏与四时之春气相通应，为阴中之阳。胆附于肝，足厥阴肝经与足少阳胆经相互属络，肝与胆相表里。肝在色为青，五行属木，其位在东。肝在窍为目，在体合筋，其华在爪，故肝血充足则可见双目能视、肢体运动灵活、爪甲红润。正常生理性的肝脉应当弦细而长；脉象浮涩而短，为肺脉，肺（金）主气，肝（木）在志为怒，若肝部见肺脉，提示贼邪来侵，顽金不能克木，必待心经之嗔火一发，则铸气成金，为斧为锯，临床上可见于患者恚怒不已。肾主液，肝在液为泣；肺主声，肝在声为呼，泣与呼皆属于肝，故称之为"本乡"。肝在味为

酸，其性收敛，入肝，则其色随谷粮之色。肝病实证，临床可
表现为烦躁易怒，常梦见刚硬的山林树木；肝病虚证，则常梦
见柔软的茸茸细草。肝之积称肥气，因瘀血积于左胁下如覆
杯突出，新血不生而致。金克木，肺（金）病传肝（木），肝
（木）当传脾（土），但由于脾（土）旺于夏季而不受邪，故而
肝（木）病反侮于肺（金），导致肝积肥气。患者面色青如翠
羽，为吉象，主生；若面色青如草兹，为凶象，主死。肝脏重
约四斤四两，分为左三叶，右四叶，共七叶。

【解析】

本章内容主要介绍了肝脏的生理特点、生理特性及其生
理功能和临床病理表现。肝为五脏之一，是人体最大的腺
体，最重要的消化器官、代谢器官和防御器官，也是胎儿的主
要造血器官，更是人体新陈代谢的枢纽。其位于上腹部，横
隔之下，可分为上、下两面，前后两缘，左右两叶，一般重
$1200 \sim 1600g$，约占成人体重的1/50，与胆、目、筋、爪等构
成肝系统。

肝脏主要的生理功能是主疏泄和主藏血。肝主疏泄，泛指
肝气具有疏通、条达、升发、畅泄等综合的生理功能。古人以
木气的冲和条达之象来类比肝的疏泄功能，故在五行中将其归
属于木，故《素问·灵兰秘典论》说："肝者，将军之官，谋
虑出焉。"《素问·六节脏象论》说："肝者，罢极之本，魂之
居也。"肝主疏泄在人体生理活动中的主要作用主要包括调畅

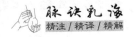

气机、调节精神情志、促进消化吸收、维持气血运行、调节水液代谢及调节性与生殖等六个方面。人体是一个不断发生着升降出入的气化作用的机体，肝的疏泄功能正常，对全身各脏腑组织的气机升降出入之间的平衡协调，起着重要的疏通调节作用。肝对脾胃消化吸收功能的促进作用，是通过协调脾胃的气机升降和分泌、排泄胆汁而实现的。水液代谢的调节主要是由肺、脾、肾等脏腑共同完成的，但与肝也有密切关系，因为肝主疏泄，能调畅三焦的气机，促进肺、脾、肾三脏调节水液代谢的机能，即通过促进脾之运化水湿、肺之布散水津、肾之蒸化水液的作用，以调节水液代谢。此外，妇女经、带、胎、产等特殊的生理活动，关系到许多脏腑的功能，其中肝的作用甚为重要，如"女子以肝为先天"之说。肝主藏血是指肝具有贮藏血液、防止出血和调节血量的功能。血液来源于水谷精微，生化于脾而藏受于肝，肝内贮存一定的血液，既可以濡养自身，以制约肝的阳气而维持肝的阴阳平衡、气血和调，又可以防止出血。此外，在正常生理情况下，人体各部分的血液量是相对恒定的，但其血量常随着不同的生理情况而改变。当机体活动剧烈或情绪激动时，人体各部分的血液需要量也就相应地增加，此时肝脏所贮藏的血液向机体的外周输布，以供机体活动的需要；当人们在安静休息及情绪稳定时，由于全身各部分的活动量减少，机体外周的血液需要量也相应减少，部分血液便归藏于肝。所谓"人动则血运于诸经，人静则血归于肝脏"。因肝脏具有贮藏血液和调节血量的作用，故肝有"血海"之称。

肝的生理特性是肝为刚脏，喜条达。肝所谓的"刚脏"之性，主要体现在"肝气"方面，当受到精神刺激时，人易于急躁易怒，称之为"肝气太过"；若肝气不足，则会使人产生惊怕的症状。肝胆互为表里，肝的"刚脏"作用须胆的配合才能体现。肝为风木之脏，肝气升发，喜条达而恶抑郁，因此肝气宜保持柔和舒畅，升发条达的特性，才能维持其正常的生理功能，宛如春天的树木生长那样条达舒畅，充满生机。

肝与形、窍、志、液、时的关系为：肝在体合筋，其华在爪，在窍为目，在志为怒，在液为泪，与自然界春气相通应。由于肝在体合筋，主司运动，故称肝为"罢极之本"。

（二）肝脉见于三部歌

【原文】

三部俱弦肝有余，目中疼痛若眩虚。怒气满胸常欲叫，翳蒙童子泪如珠。

【译文】

弦脉为肝之本脉，肝开窍于目，若寸关尺三部脉象均弦，为肝气有余之征象；若肝气升泄太过，导致肝阳上亢，而出现肝阴不足，阴虚阳亢，临床上可表现为双目疼痛、急躁易怒、头晕目眩；肝在志为怒，怒则气上，故肝气升泄太过，可致肝气上逆心胸，临床上可表现为胸部气息满闷，急躁易怒；童子

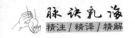

属肝，肝气盛则致翳障疼痛而泪出。

【解析】

此段文字主要描述肝气有余的几种临床证候。肝气有余，则寸关尺三部脉象均弦；若肝阳上亢，肝阴不足，可见双目疼痛、急躁易怒、头晕目眩；若肝气上逆心胸，可见胸部气息满闷，急躁易怒。

（三）肝脉歌

【原文】

肝软并弦本没邪，紧因筋急有些些。细看浮大①更兼实，赤痛昏昏似物遮。

溢关过寸口相应，目眩头重与筋疼。扤时眼暗或吐血，四肢瘫痪不能行。

涩②则缘虚血散之，肋胀胁满自应知。滑③因肝热连头目，紧实弦沉疟癖基④。

微弱浮散气作难，目暗生花不耐看。盛浮筋弱身无力，遇此还须四体瘫。

【注释】

①浮大：浮，风实证；大，火证；浮大，风火实证。

②涩：即涩脉，脉细而迟，往来艰涩不畅，如轻刀刮竹，主精伤、

血少，或气滞血瘀、痰食内阻。

③滑：即滑脉，脉往来流利，如珠走盘，应指圆滑，主痰饮、食滞、实热；此处指实热。

④癖基：即癖积，为九积之一。多由水饮停结，痰瘀凝滞，食积内阻，寒热邪气搏结而成。多经久不瘥，积有岁年。《儒门事亲·卷三》曰："癖积，两胁刺痛，三棱、广茂之类。"《医钞类编·卷九》曰："癖者，血膜裹水，侧癖胁旁，时时作痛，时发潮热，或寒热往来似疟。故疟家多有此症。凡疟发过之后，必令其热退尽，方可饮食，若热未尽而饮食之，则中脘多蓄黄水，日久而成癖积。"治宜活血破瘀、逐饮化痰、理气消滞等法。如因疟疾久治不愈形成癖积，当采用疟母（疟疾、脾肿大）治法。

【译文】

肝之本脉为弦脉，若脉来软弱，但弦如按长竿末梢，属于生理性脉象。若脉来弦紧，肝在体合筋，紧脉主寒证，则可见于肢体痉挛。若脉来浮大，浮脉主风实证，大脉主火证，则提示为风火实证，临床上表现为双目赤痛、视物昏暗。若肝脉长，向前超过寸口部位，则提示肝气过盛，临床上可见于头晕目眩、头重脚轻及筋脉疼痛等症状。若肝脉芤，肝主藏血，芤脉乃失血之象，提示肝血不足，血液不能上荣双目及充养四肢，临床可表现为视物昏花，四肢瘫痪。肝经的循行经过胁肋，肝为血多气少之脏，涩脉为气多血少之脉，若肝脉涩，则提示肝血亏虚，肝不藏血，肝气乘虚而入，可导致胁肋胀满。

肝开窍于目，若肝脉滑，提示肝经实热有火，火性炎上，热灼头目。若肝脉沉弦紧实，则提示水饮停结，痰瘀凝滞，食积内阻，寒热邪气搏结，导致肝虚之癖积证。脉象微弱浮散为气多血少之征象，若肝脉的脉象微弱浮散，可提示肝血不足，血液不能上荣濡养双目，表现为视物昏花。肝在体合筋，若肝脉浮弱无力，提示肝血亏虚，筋脉失养，可见四肢瘫软无力。

【解析】

此段文字主要论述肝脉见于弦紧脉、浮大脉、长脉、芤脉、滑脉、涩脉、沉弦紧实脉、微弱浮散脉、浮弱脉等不同脉象时不同的主病特点。弦紧脉可见于寒证，浮大脉见于风火实证，长脉见于肝气过盛，芤脉、涩脉、微弱浮散脉及浮弱脉均可见于肝血不足之证，滑脉见于肝经实热有火之证，沉弦紧实脉则提示水饮停结而导致的肝虚癖积之证。

三、肾　脏

（一）肾脏歌

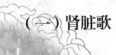

【原文】

肾脏对分之，膀胱其合宜。旺冬身属水，位北定无欺。

两耳通为窍，三焦附在斯①。味咸归藿豆，精志自相随。

沉滑当时本，浮摊②厄在脾。色同乌羽③吉，形似炭煤危。

冷即多成唾，焦烦水易亏。奔豚④脐下积，究竟骨将痿⑤。

实梦腰难解，虚行溺水湄。一斤余二两，胁下对相垂。

【注释】

①三焦附在斯：三焦，一方面指上、中、下三焦，属于无形之气；另一方面，指手少阳三焦经，是有形之物。《本输》有：肺合大肠为传导之府，心合小肠为受盛之府，肝合胆为中精之府，脾合胃为五谷之府，肾合膀胱为津液之府。此五脏五腑五行相互配合，唯独没有与少阳三焦相配合的脏，故而《千金方》曰："少阳属肾，肾上连肺，故将两脏。三焦者，中渎之府，水道出焉，属膀胱，是孤之府也。"综合以上两个观点，三焦属肾与膀胱，因此三焦附肾，是从三焦为无形之气的角度论述的。

②摊：即缓。

③乌羽：形容色黑如乌鸦的羽毛般，黑而明亮润泽。

④奔豚：为五积之一，属肾之积。《金匮要略》称之为"奔豚气"。豚，即小猪。奔豚是指由于肾脏寒气上冲，或肝脏气火上逆所致，临床特点为发作性下腹气上冲胸，直达咽喉，腹部绞痛，胸闷气急，头昏目眩，心悸易凉，烦躁不安，发作过后如常，有的夹杂寒热往来或吐脓症状。因其发作时胸腹如有小豚奔闯，故名。从证候表现看，类于西医的胃肠神经官能症（肠道积气和蠕动亢进或痉挛状态）及冠心病、心血管神经症等。

⑤骨将痿：即骨痿，属痿证之一。症见腰背酸软，难于直立，下肢痿弱无力，面色暗黑，牙齿干枯等。由大热灼伤阴液，或长期过劳，肾精亏损，肾火亢盛等，使骨枯而髓减所致。

【译文】

肾有两枚，相对而垂。但右为命门，有水火之异。命门以三焦为腑，三焦有名无形，其气与肾相通，肾以膀胱为腑，故肾与命门，共合为宜。肾与四时冬气相通应，冬季寒冷，北方生寒，寒生水，水生咸，咸生肾，故肾主水，其位在北。肾开窍于耳，三焦属于手少阳经，少阳属肾，三焦附于肾。肾在味为咸，肾病宜食咸味的粟藿及大豆，肾藏精，主志。肾本脉的脉象特征为脉来沉滑，若肾脉浮缓，土克水，则提示脾土乘肾水，其病位在脾脏。肾在色为黑，患者面色黑如乌羽，为吉象，主生；若面色黑如煤炭，为凶象，主死。肾主水，在液为唾，水盛则火灭，水气上溢，可导致唾液增多；若火盛，则热盛伤津，水干于内，导致内心烦躁、口渴欲饮。肾之积为奔豚，起于少腹，可上延致心下，如有小豚奔闯，时上时下，是由于脾病本应传肾，肾当传心，然而夏季之时，心气旺盛不受邪侵，肾病又传于脾，而脾脏不受邪，故而留结为积，发为奔豚，若经久不愈，则肾精亏损，肾精不能充养骨髓，继而发为骨痿，临床表现为腰背酸软、难于直立、下肢痿弱无力、面色暗黑、牙齿干枯等症。腰者肾之腑，肾邪实，则精血留滞而不通，故常梦腰间有所束；肾气虚，则化竭而见本，故常梦溺于水湄。肾有两枚，共重一斤二两，分别垂立于两胁下。

【解析】

本章内容主要介绍了肾脏的生理特点、生理特性及其生理功能和临床病理表现。"肾"是中医藏象学说中的一个重要内容，为五脏之一，位于腹膜后脊柱两旁的浅窝中，左右各一，属于腹膜外位器官。左肾较右肾稍高半个椎体。

肾主要的生理功能是：肾藏精，主纳气，主液。《素问·六节藏象论》说："肾者主蛰，封藏之本，精之处也。"藏精是肾的主要功能，肾收藏精气，主要是为了促进和维护机体的生长、发育和生殖能力。精气包括先天之精和后天之精。先天之精遗传自父母；后天之精则由摄入的饮食，通过脾胃运化而生成的水谷之精，以及脏腑生理活动后的剩余部分所化生的精气。人的生殖器官的发育及其生殖能力，均有赖于肾精的充盛，而精气的生成、贮藏和排泄均由肾所主，其对后代的繁衍、生长及发育起着重要的作用，故有"肾主生殖"之说。根据这一理论，固肾保精便成为治疗性与生殖机能异常的重要方法之一。肾藏精，精能生髓，精髓可以化而为血，故肾精参与血液的生成，可提高机体的抗病能力。"血即精之属也，但精藏于肾，所蕴不多，而血富于冲，所至皆是"（《景岳全书·血证》）。"夫血者，水谷之精微，得命门真火蒸化"（《读医随笔·气血精神论》）。故有血之源头在于肾之说。"足于精者，百病不生，穷于精者，万邪蜂起"（《冯氏锦囊秘录》）。精

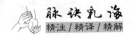

充则生命力强，卫外固密，适应力强，邪不易侵。反之，精亏则生命力弱，卫外不固，适应力弱，邪侵而病。故有"藏于精者，春不病温"（《素问·金匮真言论》）之说。冬不藏精，春必病温，肾精这种抵御外邪的能力属正气范畴，与"正气存内，邪不可干""邪之所凑，其气必虚"的意义相同。肾主纳气是指肾有摄纳肺吸入之气而调节呼吸的作用。"肺为气之主，肾为气之根，肺主出气，肾主纳气，阴阳相交，呼吸乃和"（《类证治裁·卷之二》）。肺吸入的清气，必须下达于肾，因为肾的纳气作用，而让呼吸保持一定的深度。若肾的纳气功能减退，会导致气喘、呼多吸少（即上气不接下气）、话语声弱、运动无力等症状。肾主水，主要是指体内津液的输布、排泄及代谢的平衡，都依赖肾精的气化功能。特别是尿液的生成和排泄，全靠肾精的蒸腾汽化作用。《素问·水热穴论》说："肾者，胃之关也，关门不利，故聚水而从其类也。上下溢于皮肤，故为胕肿。胕肿者，聚水而生病也。"肾主水液代谢的功能一旦失调，会导致小便清长、尿频、遗尿、尿失禁、尿少或尿闭、全身水肿、眼袋浮肿、黑眼圈等症，严重者则会导致尿毒症。《素问·灵兰秘典论》曰："肾者，作强之官，伎巧出焉。"

　　肾的生理特性是肾主闭藏，是指肾贮藏五脏六腑之精的作用。封藏是肾的重要生理特性。肾为先天之本，生命之根，藏真阴而寓元阳，为水火之脏。肾藏精，精宜藏而不宜泄；肾主命火，命火宜潜不宜露，人之生身源于肾，生长发育基于肾，生命活动赖于肾。肾是人体阴精之所聚，肾精充则化源足。

肾与形、窍、志、液、时的关系为：肾在体合骨，其华在发，在窍为耳及二阴，在志为恐，在液为唾，与自然界冬气相通应。足少阴肾经与足太阳膀胱经相互属络，肾与膀胱相表里。

（二）肾脉见于三部歌

【原文】

三部俱迟①肾藏寒，皮肤燥涩发毛干。梦见神魂时入水，觉来情思即无欢。

【注释】

①迟：即迟脉，脉率减慢，一息不足四至，主寒证。

【译文】

迟脉为肾脏的本脉，寸关尺三部脉象均迟，为肾病寒证的脉象特征。若为肾病实证，肾主水，致津液耗损，津液不能濡养皮毛，可见皮肤、毛发干涩枯燥。若为肾病虚证，则临床上可表现为梦见睡时溺水，且醒后情绪不高，抑郁不乐。

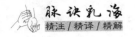

【解析】

此段文字主要描述了三种不同肾脏病变的临床表现。肾病寒证可见寸关尺三部脉象均迟；肾病实证，可见皮肤、毛发干涩枯燥；肾病虚证，则可表现为梦见睡时溺水，且醒后情绪不高，抑郁不乐。

（三）肾脉歌

【原文】

肾散腰间气，尿多涩滑并。其中有聚散，聚散且无凭。
实滑小便涩，淋痛涩骍骍。脉涩精频漏，恍惚梦魂多。
小肠疝气逐，梦里涉江河。实大膀胱热，小便难往通。
滑弦腰脚重，沉紧痛还同。单匀吉无病，浮紧耳应聋。

【译文】

当诊肾脉之时，须细心审查脉象的浮沉聚散，不可以单凭脉浮而聚诊为滑脉，亦不可以单凭脉沉而散诊为涩脉。若肾脉滑涩，必然会出现多尿的症状。若肾脉实滑，提示实火下注，为实证，可导致小便淋漓涩痛。若肾脉涩，提示肾虚精伤血少，为虚证，临床上可见精神恍惚，梦魇缠身；又涩脉为阴脉，肾主水，水亦为阴物，水寒火伤，可导致小肠疝气，晚上会梦见跋涉江河大水。实大脉为阳脉，若肾脉的脉象实大，表明阳热下结于膀胱，致使小便艰涩难通。弦脉为寒脉，滑脉为实火之脉，为水中之阳，若肾脉为弦滑脉，可见腰腿沉重而痛；紧脉为寒甚之脉，沉脉为实水之脉，为水中之阴，若肾脉见沉紧脉，提示寒邪尤甚，凝集于腰腿，临床可见腰腿沉重疼痛进一步加剧。若肾脉或浮或紧，多为吉象，主身体无病。若肾脉的脉象浮紧兼有，肾开窍于耳，则提示为风寒上攻，可见耳聋。

【解析】

此段文字主要论述肾脉见于不同脉象时所表现的不同的临床证候。若肾脉滑涩，必见多尿；肾脉实滑或实大，提示实火下注；肾脉涩，提示肾虚精伤血少；肾脉弦滑或沉紧，提示寒邪下侵腰腿部；肾脉或浮或紧，多为吉象；脉象浮紧兼有，提示为风寒上攻。

四、肺　脏

（一）肺脏歌

【原文】

肺脏最居先，大肠通道宣。兑为八卦地，金属五行牵①。

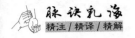

皮与毛通应，魂将魄共连。鼻闻香臭辨，壅塞气相煎。

语过多成嗽，疮浮酒灌穿。猪膏凝者吉，枯骨命难全。

本积息奔②患，乘春右胁边。顺时浮涩短，反即大洪弦。

实梦兵戈竞，虚行涉水田。三斤三两重，六叶③散分悬。

【注释】

①牵：通合。

②息奔：指肺之积。《灵枢·邪气藏府病形》曰："肺脉……滑甚为息贲，上气。"《难经·五十四难》曰："肺之积，名曰息贲。在右胁下，覆大如杯。久不已，令人洒淅寒热，喘咳，发肺壅。"杨玄操曰："息，长也。贲，鬲也。言肺在鬲也，其气不行，渐长而通于鬲，故曰息贲。一曰：贲，聚也，言其渐长而聚蓄。"（《难经集注》）《济生方·卷四》曰："息贲之状，在右胁下，大如覆杯，喘息奔溢，是为肺积。诊其脉浮而毛，其色白，其病气逆，背痛少气，喜忘，目瞑，肤寒，皮中时痛；或如虱缘，或如针刺。"

③六叶：即肺的结构，肺有"六叶两耳"（《难经·四十二难》）。"肺有两大叶，六叶两耳，中有二十四空，虚如蜂窠，下无透窍，故吸之则满，呼之则虚，一呼一吸，消息自然，无有穷也"（《经络汇编·脏腑联络分合详说》）。但现代研究认为，肺脏由左右两大叶组成，左肺二叶，右肺三叶，与古人所论肺六叶略有差别，但现代也发现左肺可有三叶。由于古代不可能大规模开展人体解剖研究，故肺有六叶的记载，不能成为否认中医肺有解剖学基础的依据。

【译文】

肺为华盖,在五脏六腑中的位置最高,居于各脏腑之上。肺可通调水道,大肠为传道之官,手太阴肺经与手阳明大肠经相互属络,肺与大肠相表里,均是传化的通道。肺在八卦中属兑卦,兑位于西,故肺在位为西,其五行属金,也可说肺合于金。肺在体合皮,其华在毛,肝藏魂,肺藏魄,魂魄常相依。肺开窍于鼻,肺气宣发肃降协调,则可表现为鼻能辨明香臭。若邪气犯肺,肺气不宣,则会导致鼻窍壅塞不通,而出现香臭不辨的表现。肺主气,若言语太多,则会损伤肺气,发为咳嗽。湿热易于生疮,酒为湿热之物,肺合皮毛,若过度饮酒,则可致湿热损伤肺经,致皮毛生疮。肺在色为白,患者面色白如豕膏而明润,为吉象,主生;若白如枯骨而惨暗,为凶象,主死。肺之积为息奔,位于右胁下,如杯子般大小,久不能消散,致遇寒遇热时可发为喘咳,这多是由于心病本应上传于肺,肺病当传于肝,但肝气在春季之时旺盛而不受病邪,则肺病又传于心,心不接受病邪,而留结胁下为积,故发为肺积息奔。肺与秋气相通应,秋季脉象多浮,肺脏为气多血少之脏,肺脉多涩,肺在五行属金,而五行之中,金最少,故肺脉的本脉所出现的时间相对较短,故肺病顺候时,肺脉多为浮涩短脉;若肺脉的脉象大洪弦,则为逆候,多为火热伤金,致肺金受伤。肺气盛,为实证时,肺在五行属金,与秋气相通应,秋季主肃杀,故临床上可多梦见兵戈相杀之事;肺气虚,为肺病

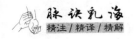

虚证，金生水，肺金虚则生水无力，故常梦涉行于水田之中。

肺脏重约三斤三两，左右各三叶，悬于各脏腑之上。

【解析】

本章内容主要介绍了肺脏的生理特点、生理特性及其生理功能和临床病理表现。肺为五脏之一，是人体的呼吸器官，位于胸腔，左右各一，覆盖于心之上。现代解剖学研究表明，肺有分叶，左二右三，共五叶。

肺主要的生理功能是：肺主气司呼吸，肺主行水，肺朝百脉、主治节。肺主气司呼吸主要体现在肺主一身之气和主呼吸之气两个方面。肺主一身之气是指肺有主持、调节全身各脏腑之气的作用，即肺通过呼吸而参与气的生成和调节气机的作用；肺主呼吸之气则是指肺通过呼吸运动，吸入自然界的清气，呼出体内的浊气，实现体内外气体交换的功能。肺主行水，是指肺的宣发和肃降对体内水液输布、运行和排泄的疏通和调节作用。由于肺为华盖，其位最高，参与调节体内水液代谢，所以说"肺为水之上源"（《血证论·肿胀》）。肺朝百脉，是指全身血脉均汇总流经于肺，经过肺的呼吸进行呼吸交换。肺主治节，是指肺辅助心脏治理调节全身气、血、津液及脏腑生理功能的作用。心为君主之官，为五脏六腑之大主。肺为相傅之官而主治节。"肺与心皆居膈上，位高近君，犹之宰辅"。心为君主，肺为辅相。人体各脏腑组织之所以依着一定的规律活动，有赖于肺协助心来治理和调节。因此，称肺为"相傅之官"。其主治节作用，主要体现在肺主呼吸、调节气机、助心行血及宣发肃降等四个方面：肺主呼吸，即指肺的呼吸运动有节律地一呼一吸，呼浊吸清，对保证呼吸的调匀有着极为重要的作用；调节气机，指肺主气，可以调节气的升降出入运动，使全身的气机调畅，即所谓"肺主气，气调则营卫脏腑无所不治"（《类经·脏象类》）；助心行血，指肺朝百脉，助心行血，辅助心脏，推动和调节全身血液的运行，故"诸气者皆属于肺"，气行则血亦行；宣发肃降，则指肺的宣发和肃降功能，可以治理和调节津液的输布、运行和排泄。因此，肺主治节，实际上是对肺的主要生理功能的高度概括。

肺的生理特性是：肺为华盖，肺为娇脏。肺为华盖，是指肺在体腔中位居最高，具有保护诸脏、抵御外邪的作用。肺位于胸腔，居五脏的最高位置，有覆盖诸脏的作用，肺又主一身之表，为脏腑之外卫，故称肺为华盖。肺为娇脏，是指肺脏清虚娇嫩而易受邪侵的特性。娇是娇嫩之意。肺为清虚之体，且居高位，为诸脏之华盖，百脉之所朝，外合皮毛，开窍于鼻，与天气直接相通。六淫外邪侵犯人体，不论是从口鼻而入，还是侵犯皮毛，皆易于犯肺而致病。他脏之寒热病变，亦常波及于肺，以其不耐寒热，易于受邪，故称娇脏。

肺与形、窍、志、液、时的关系为：肺在体合皮，其华在毛，在窍为鼻，喉为肺之门户，在志为忧（悲），在液为涕，与自然界秋气相通应。手太阴肺经与手阳明大肠经相互属络，肺与大肠相表里。

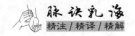

（二）肺脉见于三部歌

【原文】

三部俱浮肺藏风，鼻中多水唾稠浓。壮热恶寒皮肉痛，颡^①干双目泪酸疼。

【注释】

①颡（sǎng）：指额头。

【译文】

浮脉为肺脏的本脉，浮主表证，寸关尺三部均为浮脉，提示为风邪犯肺之表证。肺开窍于鼻，主行水，肺卫受损，卫气不能循窍外出，日久入肺，风火相煽，可导致鼻中涕唾多而浓稠。卫阳被厄，阳郁不能外达，热郁于内，则致肺热炽盛，可致壮热恶寒；肺主皮毛，肺气受损可致肌肉疼痛；肺卫受伤，风火相煎，肺金虚衰不能克木，木火旺盛，火性上炎头目，可致肝火犯肺，临床上多表现为双目流泪、酸痛。

【解析】

此段文字主要描述肺脉见于三部的临床症候特点。肺脉主浮，寸关尺三部均浮，提示风邪犯肺；肺卫受损，可致鼻中涕唾多而浓稠；肺热炽盛，可致壮热恶寒；肺气受损可致肌肉疼痛；肝火犯肺，可见双目流泪、酸痛。

（三）肺脉歌

【原文】

肺脉浮兼实，咽门燥又伤。大便难且涩，鼻内乏馨香。

实大相兼滑，毛焦涕唾黏。更和咽有燥，秋盛夏宜砭。

沉紧相兼滑，仍闻咳嗽声。微浮兼有散，肺脉本家形。

溢出胸中满，气滞大肠鸣。弦冷肠中结，芤暴痛无成。

沉细仍兼滑，因知是骨蒸。皮毛皆总涩，寒热两相承。

【译文】

肺脉的本脉为浮脉，肺脉见浮实脉，提示风邪犯肺，喉为肺之门户，则可以导致咽喉干燥。肺与大肠相表里，肺病及肠，可出现大便艰涩难下。肺开窍于鼻，风邪犯肺，壅塞鼻窍，临床上可表现为鼻腔不能分辨馨香之味。实大脉为火脉，滑脉主痰湿，肺脉见实大滑脉，为痰火相煎，损伤肺道，导致痰黏、流浊涕。喉为肺之门户，若痰火灼肺，则可以出现咽喉干燥受损的临床表现，这多由于肺与秋气相通应，秋时金旺，若肺脏素有火邪，则火邪趁时伤肺，故此证多于秋季发作。由于土旺于长夏，金气为四时之顺气，此时若夺其邪气，则可以至次年秋季不易再发，故此病应在长夏之季治疗。沉紧脉主寒，滑脉主痰，肺脉见沉紧兼滑脉，提示寒痰伏肺，肺之变动为咳，则可致咳嗽。肺与秋气相通应，秋季脉微浮，故微浮而散的脉象为肺之本脉。肺脉生理性的脉象亦可见于浮涩短脉，即重手按之可缩入关中；若肺脉长，溢出尺部及寸部，提示肺气上逆，会导致胸膈中满。肺与大肠相互属络，则肺气下滞大肠，可出现肠鸣有声。肺主气，大肠主传化糟粕，大肠传化之力需肺气的通畅调节，若肺脉弦，则提示肺气不足，不能通畅全身气机，致使大肠传化无力，阳气不足，大肠冷结，治疗当用温法。芤脉为失血之脉，肺脏为气多血少之脏，若肺脉芤，肺无血可失，芤为阳火，则可导致突发性疼痛，但病情并不严重。若肺脉沉，表明肺阳不足。若肺脉细，则提示肺阴亏虚。阳虚则寒，阴虚则热，若肺脉滑，滑为水中之火，从阳化热，从阴化寒，可导致骨蒸潮热。肺主皮毛，若肺脉沉细兼滑，则提示为阴阳两虚之证，会导致皮毛失养、寒热交作的临床表现。

【解析】

此段文字主要论述肺脉见于实大滑脉、沉紧、浮涩短脉、长脉、弦脉、芤脉、沉脉、细脉、滑脉、沉细兼滑脉等不同脉象时所表现的不同的临床证候。肺脉见实大滑脉，提示痰火扰肺；肺脉沉紧滑，则提示寒痰伏肺；肺脉长，溢出尺部及寸部，提示肺气上逆；肺脉弦或沉，则提示肺气不足；肺脉芤，可出现病情并不严重的突发性疼痛；肺脉细或滑，可提示肺阴亏虚；肺脉沉细滑，则提示阴阳两虚。此外，浮涩短脉亦可见于生理性的肺脉。

五、脾　脏

（一）脾脏歌

【原文】

脾脏象中坤，安和对胃门①。旺时随四季②，自与土为根。

磨谷能消食，荣身本在温。应唇通口气，连肉润肌臀。

形扁方三五，膏凝散半斤。顺时脉缓慢，失则气连吞③。

实梦歌欢乐，虚争饮食分。湿多成五泄④，肠响若雷奔。

痞气⑤冬为积，皮黄四体昏。二斤十四两，三斗五升存。

【注释】

①安和对胃门：指足太阴脾经与足阳明胃经相互属络，脾与胃相为表里

②旺时随四季：《素问·太阴阳明论》说："脾者土也，治中央，常以四时长四脏，各十八日寄治，不得独主于时也。"指出脾主四季之末的各十八日，表明四时之中皆有土气，而脾不独主一时。

③失则气连吞：即脾病时出现的吞咽症，如吞酸等。《素问·宣明五气》曰："五气所病……脾为吞。"张志聪注："脾主为胃行其津液，脾病而不灌溉于四脏，则津液反溢于脾窍之口，故为吞咽之证。"

④五泄：即胃泄、脾泄、大肠泄、小肠泄及大瘕泄等五种泄泻证型。

⑤痞气：一指脾积，指脘腹部有状如覆杯的痞块。《济生方》卷四曰："痞气之状，留于胃脘，大如覆杯，痞塞不通，是为脾积。诊其脉微大而长，其色黄，其病饥则减，饱则见，腹满呕泄，足肿肉削。久不愈，令人四肢不收。"治宜痞气丸、乌头丸，或大七气汤下红丸子等方。一指气痞。张仲景谓："脉浮而紧，而复下之，紧反入里，则作痞。按之自濡，但气痞耳。"此处，本文指脾积之证。

【译文】

脾脏在八卦象中为坤卦，属于中焦，位于五脏中央，主湿病，其五行属土，在窍为口，足太阴脾经与足阳明胃经相互属络，脾与胃相为表里。脾主四时，主土，旺于四季，土生万物，法于天地，为后天之根本。脾主运化水谷精微，胃主腐熟水谷，脾气运化助运行胃中津液，辅助胃气腐熟、熏蒸水谷；五脏受气于六腑，六腑受气于胃，胃气平和，则荣气上升，荣养全身，而温暖肌肉。脾开窍于口，其华在唇，在体为肉，主四肢，若脾气健旺，气血充足，则口唇红润光泽，肌肉壮实荣润，四肢肌肉活动敏捷。脾脏重二斤三两，长约五寸，宽约三寸，如半斤散膏凝结之状。脾在体合肉，脾经循肌肉而行，故须按至肌肉才能循到脉象，就如微风吹过杨柳一般，故脾脉的本脉为脉来缓慢，为顺候。若脾脉弦急，为逆候，提示肝木克脾土，脾气衰竭，口中津液亏虚，表现为时常吞咽的症状，可见雀啄脉及屋漏脉的脉象特征。脾气过盛，为实证，临床上会梦见欢歌乐舞；脾气虚，为虚证，临床上可梦见饮食不足而争夺饮食，这多是由于脾主运化水谷，脾虚运化无力，胃收纳腐熟失常，可导致饮食不足。脾主湿，若脾气虚衰，则运化水液障碍，痰湿内生，湿困脾土，导致脾运化水谷精微障碍，而发为腹胀、泄泻等证，其中，泄泻包含胃泄风湿、脾泄暑湿、大肠泄燥湿、小肠泄湿热及大瘕泄寒湿等五种证型。若脾气虚，则出现腹胀、肠鸣泄泻如雷奔有声。脾之积为痞气，表现为脘腹部有状如覆杯的痞块，肝病本应传脾，脾病再传于肾，但冬季肾水旺盛，肾旺不受邪侵，故脾病又再传于肝，肝气不受，则留结为积，发为脾积。脾在色为黄，主四肢，若脾积经久不愈，则可以出现皮肤发黄、四肢无力等症。胃重约二斤十四两，长二尺六寸，大一尺五寸，容量可容谷类二斗，水一斗五升。

【解析】

本章内容主要介绍了脾脏的生理特点、生理特性及其生理功能和临床病理表现。脾为五脏之一，是重要的淋巴器官，有造血、滤血、清除衰老血细胞及参与免疫反应等功能。因其含血量丰富，能够紧急向其他器官补充血液，所以有"人体血库"之称。在中医学中，脾有"后天之本"之称。脾位于左季肋区胃底与膈之间，恰与第 9～11 肋相对，其长轴与第 10 肋一致。正常情况下，左肋弓下缘不能触及。脾分为内、外两

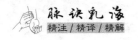

面，上、下两缘，前、后两端。

脾主要的生理功能是：脾主运化，脾主统血。脾主运化，指脾具有将水谷化为精微，并将精微物质转输至全身各脏腑组织的功能，包括运化水谷和运化水液两个方面。实际上，脾主运化，就是对营养物质的消化、吸收和运输的功能，其具体过程为：一是胃初步腐熟消化的饮食物，经小肠的泌别清浊作用，通过脾的磨谷消食作用使之化为水谷精微（又称水谷精气）；二是吸收水谷精微并将其转输至全身；三是将水谷精微上输心肺而化为气血等重要生命物质。概言之，脾主运化水谷，包括了消化水谷、吸收转输精微并将精微转化为气血的重要生理作用，故有脾为"仓廪之官"之称。脾主运化水湿，又称运化水液，是指脾对水液的吸收、转输，以及调节人体水液代谢的作用，即脾配合肺、肾、三焦、膀胱等脏腑，调节、维持人体水液代谢平衡的作用。脾主运化水湿是调节人体水液代谢的关键环节。在人体水液代谢过程中，脾在运输水谷精微的同时，还把人体所需要的水液（津液），通过心肺而运送到全身各组织中去，以起到滋养濡润作用，又把各组织器官利用后的水液，及时地转输给肾，通过肾的气化作用形成尿液，送到膀胱，排泄于外，从而维持体内水液代谢的平衡。脾居中焦，为人体气机升降的枢纽，故在人体水液代谢过程中起着重要的枢纽作用。因此，脾运化水湿的功能健旺，既能使体内各组织得到水液的充分濡润，又不会致水湿过多而潴留。反之，如果脾运化水湿的功能失常，必然导致水液在体内的停滞，而产生水湿、痰饮等病理产物，甚则形成水肿。脾主统血，指脾具有统摄血液，使之在经脉中运行而不溢于脉外的功能。脾气能够统摄周身血液，使之正常运行而不致溢于血脉之外。脾统血的作用是通过气摄血作用来实现的。脾为气血生化之源，气为血帅，血随气行。脾的运化功能健旺，则气血充盈，气能摄血；气旺则固摄作用亦强，血液也不会溢出脉外而发生出血现象。反之，脾的运化功能减退，化源不足，则气血虚亏，气虚则统摄无权，血离脉道，从而导致出血。由此可见，脾统血，实际上是气对血作用的具体体现，所谓"脾统血者，则血随脾气流行之义也"（《医碥·血》）。

脾的生理特性是：脾主升清，喜燥恶湿。五脏各有升降，心肺在上，在上者宜降；肝肾在下，在下者宜升；脾胃居中，在中者能升能降，脾宜升则健。五脏气机升降相互作用，形成了机体升降出入气化活动的整体性，维持着气机升降出入的动态平衡。脾升胃降，为人体气机上下升降的枢纽。脾性主升，是指脾的气机运动形式以升为要。脾升则脾气健旺，生理功能正常，故曰："脾宜升则健。"（《临证指南医案》卷二）脾喜燥恶湿，是与胃喜润恶燥相对而言。脾为太阴湿土之脏，胃为阳明燥土之腑。"太阴湿土，得阳始运；阳明燥土，得阴自安，此脾喜刚燥，胃喜柔润也"（《临证指南医案》卷二）。脾能运化水湿，以调节体内水液代谢的平衡，即脾虚不运则最易生湿，而湿邪过胜又最易困脾。"湿喜归脾者，以其同气相感故也"（《临证指南医案》卷二）。脾主湿而恶湿，因湿邪伤脾，脾失健运而水湿为患者，称为"湿困脾土"，可见头重如裹、脘腹胀闷、口黏不渴等症。若脾气虚弱，健运无权而水湿停聚者，称"脾病生湿"（脾虚生湿），可见肢倦、纳呆、脘腹胀满、痰饮、泄泻、水肿等。总之，脾具有恶湿的特性，并且对于湿邪有特殊的易感性。

脾在体合肉，其华在唇，在窍为口，在志为思，在液为涎，与自然界长夏之气相通应。所以一般肌肉的病都可以辨证到脾经，而脾气的病变可以表现在唇上。另外，思伤脾，思虑过度、相思过度都会伤脾气，因此，可以辨证施治再以治疗，在液为涎，对于小孩流口水或是口水过多也可以从脾经辨证。此外，足太阴脾经与足阳明胃经相互属络，脾胃相表里。

（二）脾脉见于三部歌

【原文】

三部俱缓脾家热①，口臭胃翻常呕逆。齿肿龈宣注气②缠，寒热时时少心力。

【注释】

①脾家热：即脾热证。

②注气：指病情缠绵不已，疾病缓缓发生之状，如尸注、鬼注、劳注、注夏及注船等。

【译文】

　　缓脉属土，为脾脉所主，缓脉主脾虚、湿邪。若寸关尺三部均见脉缓，为脾土太过，导致脾热之证，脾开窍于口，则可表现为口臭的临床症状。缓脉也主脾（胃）虚证，脾（胃）气虚，受木之横逆，胃气上逆则吐，故寸关尺三部脉缓也可见于反胃、呕吐、呃逆等症状。脾与胃相表里，然足阳明胃经上入齿中，还出挟口，环唇，下交承浆，故脾胃热证，可见齿龈肿痛。火生土，脾（土）为心（火）之子，子病及母，脾病及心，脾主湿，湿邪久蕴，阳郁生热，而阳气被遏，失于温煦，则易生寒，故心脾为病，可致寒热相兼之证，子病耗母气，脾病消耗心气，则通常表现为发病缓慢，湿性黏滞，故病程缠绵。

【解析】

　　此段文字主要概括了不同脾脉见于三部的脉象特点及其临床表现。寸关尺三部均脉缓，可见于脾热证或脾气虚证；齿龈肿痛，可见于脾胃热证。此外，心脾为病，则表现为发病缓慢、病程缠绵的临床特点。

（三）脾脉歌

【原文】

　　脾脉实并浮，消中①脾胃虚。口干饶饮水，多食亦肌虚。

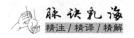

单滑脾家热，口臭气多粗。涩即非多食，食不作肌肤。

微浮伤客热，来去作微疏。有紧②脾家痛，仍兼筋急拘。

欲吐即不吐③，忡忡未得苏。若弦肝气盛，妨食被机谋。

大实心中痛，如邪勿带符。溢关④涎出口，风中见羁孤。

【注释】

①消中：即中消，是消渴病根据病位、病机及症状之不同的称谓，消中属胃热而名中消。其症多食善饥，口干饮水，大便硬，小便如泔。

②紧：即紧脉，脉势紧张有力，状如牵绳转索，坚搏抗指，主寒证、痛证、宿食，此文中指寒证。

③欲吐即不吐：指呃逆。

④溢关：脉形长，超过寸部及尺部，即长脉，主阳热内盛等有余之证，因脾以实为虚，以虚为实，故脾脉见长脉乃脾虚证。

【译文】

脾脉的本脉为缓脉，实脉主实证，故脾脉实，为实证。若脾脉浮实，乃土中有火，火盛燥土，脾胃热盛，可导致多食善饥、口干多饮、大便干硬、小便如泔之中消证。脾开窍于口，土中有火，脾虚则运化失常，不能化行津液以荣养肌肉，故临床上可表现为口干但不甚饮水，即胃强脾弱证，胃火亢盛则易于腐熟水谷，但脾虚则运化失常，不能运化水谷荣养肌肉，所以，临床上可表现为多食但肌肉营养缺乏而致倦怠无力。脾气通于口，滑脉主热，若脾脉滑，提示为脾热之证，脾胃相连，胃热腐败血肉，浊气上逆，可致口臭；脾火上蒸于肺，肺失宣降，肺气壅滞，则可致呼吸气粗。涩脉主血少精伤，脾主统血，主运化水谷精微，脾脉涩，提示脾虚血少，脾胃虚弱，气血生化乏源，受纳腐熟运化功能异常，临床上可见食少、肌肉消瘦。若脾脉微而浮，则提示有风邪热毒客居于脾，因其热邪非本经之病，故其热象如访客般乍来乍去，乍热乍止。若脾脉紧，表明脾胃内伤生冷，寒凝腹中，提示寒滞脾胃，而表现为筋脉拘急、腹痛等症状。寒邪客胃，胃失和降，胃气上逆，可出现呃逆、嗳气；呃逆之气扰乱胸中，可致肝气不顺，表现为胸中之气冲闷而不得疏泄。若脾脉弦，说明肝气盛，肝属木，脾属土，肝木过盛，则木克土太过，提示为肝木乘脾之证，会导致脾气不足、运化失职的证候，从而妨碍正常的饮食。若脾脉实大，提示为脾实证，因足太阴脾经属脾、络胃，向上穿过膈肌，沿食道两旁，连舌本，散舌下，其分支从胃别出，上行通过膈肌，注入心中，故脾病可见心中急痛。脏病传于腑，脾病传于足阳明胃经，故足阳明病变可表现为登高而歌，弃衣而走。脾在液为涎，若脾脉见于长脉，属于脾气不足之证，脾属土，其性镇静，畏风木而开肌腠，土虚水侮，脾土被克，中州无权，风木之邪肆虐，则风痰之邪壅塞于上，导致涎液溢出口外，此为太阴中风证的表现。脾土属于太阴，脾为孤脏，位居中央而灌四傍，现在脾病中风，就如一个人的旅程一样，没有外物的帮衬。

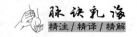

【解析】

此段文字主要论述脾病见于不同脉象时所表现的不同的临床证候特点。脾脉的本脉为缓脉；若脾脉实、脉涩，为虚证；脾脉浮实，为脾胃热盛证；脾脉滑，为脾热证；脾脉微而浮，提示风邪热毒客脾；脾脉紧，为寒滞脾胃证；脾脉弦，为肝气乘脾之证；脾脉实大，提示为脾实证，可见心中急痛；脾脉长，为脾气不足之证。此外，胃强脾弱之证，临床可见多食、倦怠无力；脾火上蒸于肺，肺气壅滞，则可见呼吸气粗。

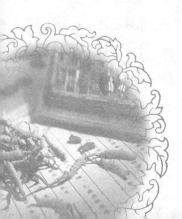

第三章　论七表八里九道脉

诊法常以平旦，阴气未动，阳气未散，饮食未进，经脉未盛，络脉调匀，血气未乱，故乃可诊有过之脉。切脉动静而视精明，神气也。察五色，观五脏有余不足，六腑强弱，形之盛衰，以此参伍，决死生之分。夫脉者，血之府也，长则气治，安也。短则气病，数则烦心，大则病进，上盛则气高，下盛则气胀，上盛谓寸口，盛谓尺中，代则气衰，细则气少，涩则心痛，浑浑革至如涌泉，病进而色弊，绵绵其去如弦绝者，死。

脉有七诊九候。七诊者，诊宜平旦一也，阴气未动二也，阳气未散三也，饮食未进四也，经脉未盛五也，络脉调匀六也，气血未乱七也。故乃可诊有过之脉。九候者，三部各有浮中沉三候，三三为九候也。浮以候表，头面皮毛汗膝之属也；沉以候里，脏腑二便骨髓之属也。中者，无过不及，非表非里而无疾之可议。《中庸》所谓天下之正道者也。反此者病。

明·徐春甫《古今医统》

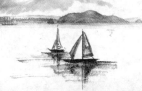

一、七表脉指法主病

（一）浮脉

【原文】

浮者阳也，指下寻之不足，举之有余，再再①寻之，状如太过，曰浮。主咳嗽气促，冷汗自出，背膊②劳倦，夜卧不安。按之不足举之余，再再寻之指下浮。脏中积冷营中热，欲得生精用补虚。寸浮中风头热痛，关浮腹胀胃虚空。尺部见之风入肺。大肠干涩故难通。

【注释】

①再再：指停顿许久。

②膊：指肩臂。

【译文】

浮脉属阳脉，重按力度减弱，轻取即得，反复推寻，其应指搏动有力，为浮脉。其主病咳嗽，气促，自汗，背膊肩臂困乏，夜寐难以安寝。重按力度稍减，轻取即得，反复推寻，于指下得浮脉。其主病脏中有积冷，营分有热邪，治之需调其营

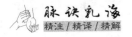

卫，补益津液。寸部得浮脉主病中风、头痛。关部得浮脉主病腹胀、胃中虚。尺部得浮脉为风邪袭肺，并主大肠津枯大便秘结难下。

【解析】

浮脉作为六纲脉之一，是脉位表浅的象征。浮脉的形成多因外邪侵袭肌表，体内卫阳之气抵抗外邪，脉气鼓动于外，阳气浮越而致。如《诊宗三昧》所载："浮为经络肌表之应，良由邪袭三阳经中，鼓搏脉气于外，所以应指浮满。"这表示机体对疾病抵抗力的增加。若久病患者，里虚血脱，气浮于外，则脉气不能内潜，有如浮荡精败，浮散神消。正如《诊宗三昧》所载："病久而脉反浮者，此中气亏乏，不能内守。"故脉呈浮大而无力之象，表示机体衰弱，抵抗力低下，心脏极度衰弱，是阳气外脱的先兆。此外，瘦人肌薄而见浮脉，或夏秋脉象偏浮，属于正常脉象。

浮脉和洪脉相鉴别，两者在浮取时脉体均清晰，其区别在于洪脉应指力量常大于浮脉，在中取时脉力并不减弱，反较浮取时增强；而浮脉轻取有力，稍重按（中、沉取）则脉力减弱。

浮脉和濡脉相比较，濡脉以细软无力，轻取即得，稍按脉力微弱为特点，其实际上是浮、细、虚三种脉象的复合脉，主病以湿、虚为多，临床上可常见于胃肠型感冒及急性胃肠炎等病证。

（二）芤脉

【原文】

芤者阳也，指下寻之，两头即有，中间全无，曰芤。主淋沥[1]，气入小肠。指下寻之中且虚，邪风透入小肠居。患时淋沥兼疼痛，大作汤丸必自除。寸芤积血[2]在胸中，关内逢芤肠里痛[3]。尺部见之虚在肾，小便遗沥血凝脓[4]。

【注释】

[1]淋沥：证名。一方面，指淋病主证之一，为小便滴沥涩痛之证，以小便急迫、短数、涩痛为主要表现。《诸病源候论·诸淋候》曰："肾虚则小便数，膀胱热则水下涩，数而且涩，则淋沥不宣，故谓之为淋。"另一方面，指精浊从窍端淋沥不断之证。《杂病源流犀烛·五淋二浊源流》曰："浊病之源，大抵由精败而腐者居半。""窍端时有秽物，如米泔，如粉糊，如疮脓，如目眵，淋沥不断，与便溺毫不相混，故曰是精病，非溺病也。"本证可见于下尿路感染、结石、前列腺炎、前列腺肥大等疾患。

[2]积血：即瘀血，因血运缓慢或停滞在某一部位而形成的病理性产物。

[3]肠里痛：即肠痈，痈疽发于肠部者，为外科常见急腹症，属急腹症范畴。多因饮食失节，暴怒忧思，跌仆奔走，使肠胃部运化功能失职，湿热邪毒内壅于肠而发。以持续伴有阵发性加剧的右下腹痛、肌紧

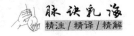

张、反跳痛为特征。可发于任何年龄，多见于青壮年，男性多于女性。发病率居外科急腹症的首位。

④小便遗沥血凝脓：此指小便淋沥刺痛，伴有脓血，称为血淋，为淋证之一。

【译文】

芤脉属阳脉，于指下上下两头实，而中间按之空虚，此为芤脉。其主病为邪气侵入小肠所致的小便滴沥涩痛之证。芤脉指下推寻，特点为旁石而中空，且虚弱无力，是由于风邪侵袭小肠所致。若出现小便急迫、短数及涩痛，应当辨证地用相应中药汤剂加以治疗以祛除机体内的病邪。若寸部为芤脉，说明胸中有瘀血；若关部为芤脉，表明患者患有肠痈；若尺部为芤脉，说明肾脏亏虚，小便淋沥涩痛，伴有脓血。

【解析】

芤脉是属于具有复合因素的脉象，其脉位偏浮、形大、势软而中空，是脉管内血量减少、充盈度不足、紧张度低下的一种状态。芤脉的形成多由于失血过多或津液大伤，致使脉道不充，血失阴伤阳无所附而散于外所致。芤脉的无力多表现在"中"，而两边（实际是反应"外"）却相对的有一定力度，不过较正常脉的力度仍是不足的。这是由于芤脉是在失血的情况下出现血脉的内容（血液）减少，而在指压切脉的情况下，脉管受压后因为物理和力学上的原因，就形成两侧相对明显而中间空软的感觉，即所谓"有边无中"。因此，芤脉是无力的脉，但它又有表里不一的特点，里是绝对的空软，表是相对的有力。

芤脉与虚脉、革脉相鉴别，芤脉特征为旁实内需，如按葱管；虚脉，三部轻取均无力，且重按空虚；革脉，如按鼓皮，为芤脉、弦脉二脉的相合之脉。

（三）滑脉

【原文】

滑者阳也，指下寻之，三关如珠动，按之即伏，不进不退，曰滑。主四肢困弊[1]，脚手酸疼，小便赤涩[2]。滑脉如珠号曰阳，腰间[3]生气透前肠。胫酸只为生寒热，大泻三焦必得康。滑脉居寸多呕逆，关滑胃寒不下食。尺部见之脐似冰，饮水下焦声沥沥。

【注释】

①困弊：四肢困顿疲惫。

②赤涩：指小便涩痛有血。

③腰间：《内经》云："腰为肾之腑。"腰间，此处指两肾之间。

【译文】

滑脉属阳脉，指下寻求在寸关尺三部如珠转动，稍重按之即伏，从容和缓，往来流利，不进不退，此为滑脉。其病主四

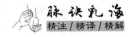

肢困顿疲惫，手脚酸疼，小便色赤而涩痛。滑脉其形如珠为阳脉，从两肾间生出火气透达于前肠。若寒热内生则损及足胫而作酸痛，需大泻三焦才可康复。寸部得滑脉其多主呕吐呃逆。胃中有寒而食饮不化，于关部得滑脉。尺部见滑脉则抚按脐周其冷如冰，饮水而水停于下焦且沥沥作响。

【解析】

《素问·脉要精微论》曰："滑者，阴气有余也。"滑脉多因痰湿留聚、食饮停积，致阴邪壅盛于内，邪气充斥脉道，鼓动脉气，气实血涌，故脉往来流利，应指圆滑，见滑脉。火热之邪波及血分，血行加速，则脉来亦滑，但必兼数。滑而和缓为平人脉象，多见于青壮年，张景岳说："若平人脉滑而冲和，此是荣卫充实之佳兆。"育龄妇女脉滑而经停，应考虑妊娠（多在妊娠 2 ～ 9 个月内），若过于滑大则为有病。现代研究认为，滑脉多由于血管壁弹性良好、血管内膜壁柔滑、外周阻力降低或正常、血黏度降低等原因引起。常见于外感发热、急慢性胃肠炎、结缔组织病（如系统性红斑狼疮）、恶性肿瘤及贫血等。《濒湖脉学》云："滑为阴气有余，故脉来流利辗转。脉者，血之府也。血盛则脉滑，故肾脉宜之；气盛则脉涩，故肺脉宜之。"

滑脉应与数脉相鉴别：滑脉，其形如珠在走、持续不绝，指腹下有典型的"双峰波"触觉；数脉，其特点为一息六至，脉搏跳动次数较滑较快。

（四）实脉

【原文】

实者阳也，指下寻之不绝，举之有余，曰实。主伏阳在内，脾虚不食，四体劳倦。实脉寻之举有余，伏阳蒸内致脾虚。食少只缘生胃壅，温和汤药乃痊除。实脉关前胸热甚，当关切痛中焦恁①。尺脉如绳应指来，腹胀小便都不禁。

【注释】

①恁：音 rèn，弱也。

【译文】

实脉属于阳脉，在指下浮取及沉取均有力，故而命名为实脉。其主病为：阳气伏于机体内部，不欲饮食而致脾胃虚弱，气血来源匮乏，无以充养四肢而见肢体疲软无力。实脉在指下推寻，轻取即得，为阳气蒸腾于内致使脾胃虚弱、食欲下降，导致宿食积滞于胃脘，治疗当辨证地采用温补脾胃的中药汤剂。若寸部出现实脉，表明胸中邪热壅盛；关部出现实脉，说明食滞胃肠，会导致腹部胀痛；尺部出现实脉，且其指下循按犹如绳索应指有力，可以表明腹胀和小便淋沥同时出现。

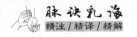

【解析】

实脉作为六纲脉之一，是脉象有力的象征。实脉的形成多由于三焦的邪热蕴积过甚，邪盛而正不虚，正邪相搏，气血壅盛，致使脉管内部的充盈度较高，脉管呈紧张状态，故而脉来应指充实有力。实脉亦见于常人，但必兼缓和之象，且无病症表现。若两手六脉均实大，而无病者，称为"六阳脉"，是气血旺盛的表现。西医学认为，实脉的出现，表明机体的血容量、心脏搏出量以及外周血管阻力均较正常稍高。临床可见于高热、大便秘结、精神亢奋或狂躁的病证。若久病出现实脉，则预后多不良，往往为孤阳外脱的先兆，但必须结合其他症状加以辨别。

实脉与牢脉相鉴别：实脉，轻取和重按均有力，见于平人以及实证；牢脉，其形弦长实大，位于浮取和沉取之间，主阴寒内盛、疝气、癥积等证。

（五）弦脉

【原文】

弦者阳也，指下寻之不足，举之有余，状若筝弦，时时带数，曰弦。主劳风乏力，盗汗多出，手足酸疼，皮毛枯槁。弦脉为阳状若弦，四肢更被气相煎。三度解劳方始退，常须固济下丹田①。寸部脉紧一条弦，胸中急痛状绳牵。关中有弦寒在胃，下焦停水满丹田。

【注释】

①丹田：一为人体部位名。道教称人体有三丹田：在两眉间者为上丹田，在心下者为中丹田，在脐下者为下丹田。二为针灸穴位名。腹部脐下的阴交、气海、石门、关元四个穴位都别称"丹田"。此处指脐下三寸。

【译文】

弦脉属阳脉，重按力弱，轻取有力，其如琴之弦，且弦中时常带数，故命名为弦脉。其病主劳风、乏力、盗汗、手足酸、皮毛枯槁不荣。弦脉属阳其形似琴弦，其病四肢受风劳之气侵袭，需多次解劳才能使邪气退却，应时常护养丹田之气。寸部得紧弦之脉，主病胸中急痛如绳牵引。关部得弦脉主胃中有寒。尺部得弦脉主下焦病而水停丹田。

【解析】

弦脉多因寒热诸邪、痰饮内停、情志不遂、疼痛、疟疾等阻滞肝脏，使肝气失于条达而疏泄失常，气机郁滞，血气敛束不伸，出现脉多弦劲，故弦脉"在脏应肝"，多主肝胆病变。弦脉"在时应春"，春季平人脉象多稍弦，主要是由于初春阳气主浮而天气犹寒，脉管稍带敛束，故脉如琴弦之端直而挺然，称之为春季平脉。虚劳内伤，中气不足，肝木乘脾土，可

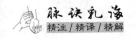

致弦脉；或肝病及肾，阴虚阳亢，也可见弦脉，但应为弦缓或弦细脉。若脉弦且劲，如循刀刃，表明机体的生气已败，疾病已多难治。戴同父说："弦而软，其病轻；弦而硬，其病重。"他是以脉中胃气的多少来衡量病情的轻重，其经验具有一定的借鉴意义。现代研究认为，弦脉多由于各种因素综合作用于动脉血管，使血管平滑肌紧张度增高，或是由于动脉硬化，血管刚度增大，顺应性减退所致，常见于肝病、中风病、高血压病及慢性胃炎等。

弦脉与紧脉相鉴别：二者均是由于脉管性质有差异而脉势、脉形有别的两种脉象。弦脉主要是脉管较硬、弹性差，端直以长，如按琴弦；紧脉则主要是脉管绷急、弹性高，脉体不大而脉势有力，弹指如转索。

（六）紧脉

【原文】

紧者阳也，指下寻之，三关通度，按之有余，举之甚数，状若洪弦，曰紧。主风气，伏阳上冲，化为狂病。紧脉三关数又弦，上来风是正根元。忽然狂语人惊怕，不遇良医不得痊。

紧脉关前头里痛，当关切痛无能动。隐指寥寥入尺来，缴结绕脐常手捧。

【译文】

紧脉属于阳脉，在指下循按，寸关尺三部皆重按有力，轻取脉势紧张且脉来较快，类似于洪脉，故称之为紧脉。紧脉主病为：风邪侵袭入里，内蕴化热，阳伏之气向上冲逆，致使神机逆乱，发为狂病。紧脉在寸关尺三部脉象上表现为脉数而弦，究其根源是由于风邪上袭所致。像忽然受到惊吓而胡言乱语，此时要是没有遇到医术高超的医者，该病患就会很难痊愈了。若寸部出现紧脉，表明为里证头痛；关部出现紧脉，则表示腹中剧痛；尺部出现紧而有力的脉象，则脐周围疼痛，可多用手按揉脐腹附近加以缓解。

【解析】

紧脉属于复合因素的脉象，它具有脉形和力度的变化，是在张力强的弦脉基础上，加以指下有不稳定感的脉，所以有"牵绳转索，左右弹人手"之说。紧脉的形成多是由于寒邪侵袭人体、剧痛及宿食停滞，阻碍气机，以致脉道紧张而拘急，而见脉紧。它不能与其他脉或因素组成新的脉象，只能与其他脉并见而构成兼脉，如浮紧、沉紧、紧数等。西医学认为，紧脉的脉理可因感染性疾患刺激体温调节中枢，使皮肤血管收缩，外周阻力增大，血流量减少，皮肤温度下降，竖毛肌痉挛，使血管绷紧，故可触及紧脉。其多见于感染性疾患的寒战高热或较剧烈的疼痛；此外，痉挛抽搐的患者，亦可见紧脉。

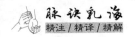

弦紧脉主痛证，常见于寒滞肝脉，或肝郁气滞所导致的疼痛；紧而兼实，为痰癖内藏。

紧脉与缓脉相鉴别：二者是脉搏气势相反的两种脉象。紧脉，脉势紧张有力，如按绞绳转索，其脉管的紧张度较高；缓脉，脉势怠缓，脉管的紧张度较低，且脉来一息仅四至。

（七）洪脉

【原文】

洪者阳也，指下寻之极大，举之有余，曰洪。主头痛，四肢浮热①，大肠不通，燥粪结涩，口干，遍身疼痛。洪脉根源本是阳，遇其季夏自然昌。若逢秋季及冬季，发汗通肠始得凉。洪脉关前热在胸，当关翻胃几千重。更向尺中还若是，小便赤涩脚②酸疼。

【注释】

①浮热：指外感初期的表热。
②脚：《说文》胫也，为胫、足的总称。

【译文】

洪脉属于阳脉，在指下重按和轻取均有力，其形如波涛之汹涌，来盛去衰，故命名为洪脉。其主病包括：头痛，四肢发热，大便不通，燥屎内结难解，口干，遍身疼痛不适。

洪脉本就为阳热内盛之脉，若出现在夏季，则表明为顺应四时之气所生的正常脉象；若出现在秋季和冬季，则表明邪热内盛，需要经过发汗、泻下之法以祛除邪气。若寸部出现洪脉，说明热邪积聚在胸中；关部出现洪脉，表明胃气向上冲逆致呕吐不止；尺部出现洪脉，则表示小便带血且涩痛、足胫酸疼。

【解析】

洪脉在时应夏，在脏应心。夏令阳热亢盛，肤表开泄，气血向外，故脉象稍现洪大，乃夏令之平脉。多由邪热亢盛，充斥于内，且正气不衰而奋起抗邪，邪正剧烈交争，气盛血涌，脉管扩张，故见脉大而充实有力。若病后久虚、虚劳、失血、泄泻等，脉本应不及，而反见洪盛，乃属阴液枯竭、阴不敛阳、阳气欲脱的危重证候，为逆证。西医学认为，洪脉可见于感染性疾病引起的持续高热、甲状腺功能亢进、心脏瓣膜病等。其产生的机制与心输出量增多、外周动脉扩张、收缩压增高、舒张压降低、脉压增加和血流速度增快等因素有关。正常人也可见洪脉，如在炎热的夏季、饮酒及剧烈运动等情况下。

洪脉与细脉相鉴别：两者是脉体大小和气势强弱相反的两种脉象。洪脉的脉体宽大，充实有力，来势盛而去势衰；细脉脉体细小如线，其势软弱无力，但应指明显。

洪脉与实脉相鉴别：两者的脉象都强盛有力。但洪脉轻取

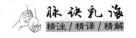

时如波涛般汹涌，来盛去衰，沉取时反而略微衰弱；实脉虽然不如洪脉狂急，但在浮取或沉取时，都极为有力，不论来去都十分强盛。

二、八里脉指法主病

（一）微脉

【原文】

微者阴也，指可寻之，往来甚微；再再寻之，若有若无，曰微。主败血不止，面色无光。

指下寻之有若无，漩之败血小肠居。崩中日久为白带，漏下时多骨木枯。微脉关前气上侵，当关郁结气排心。尺部见之脐下积，身寒饮水即呻吟。

【译文】

微脉属于阴脉，在指下循按，轻取出现往来都比较微弱，表明阳气衰弱；若再重取，似有似无，表明阴气衰竭，统称为微脉。微脉主大失血所致的血虚证，这是由于机体的阳气虚衰不能摄血致使血液大量溢出所致，此时血虚无力上荣颜面，可见面色㿠白无光。微脉在指下循按，往来较为微弱，似有似无，表明机体出现大失血。若机体血虚日久，则气随血脱，虚寒内生，寒湿下注而导致白带出现；若血虚进一步加重，骨髓失去血液的滋养，则骨头干枯如木。若寸部出现微脉，表明阳气虚衰，而致阴气上逆；关部出现微脉，则说明机体处于纯阴无阳，且阴气闭塞、郁结于胃脘的状态；尺部出现微脉，表示下焦元阳虚衰致寒气积聚于脐下，身体畏寒而复饮冷水后，则腹痛呻吟。

【解析】

微脉可以理解为"特小"，比细脉更细更软，主气血大虚、阳气衰微之证。若久病脉微，表明正气将绝；新病脉微，则说明阳气暴脱，若邪气不太深重，表明可以救治，这多见于心肾阳衰及阳气暴脱的病人，或慢性虚弱病后元气大虚的病人。西医学认为，微脉与心脏衰弱、心输出量减少、动脉血管充盈不足有关。此外，外周阻力增加、脉压差低也可出现微脉。微脉可见于休克初期、低血压患者。临终前也多见微脉，为疾病的危候。

微脉与细脉、弱脉、濡脉相鉴别：四者都是脉形细小而软弱之脉。但微脉极细极软，按之欲绝，若有若无；细脉形虽小却应指明显；弱脉沉细而无力；濡脉浮细而无力，脉位与弱脉相反，轻取即可得，重按反不明显。

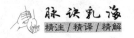

（二）沉脉

【原文】

沉者阴也，指下寻之似有，举之全无，缓度三关，状如烂绵，曰沉。主气胀两胁，手足时冷。按之似有举还无，气满三焦脏腑虚。冷热不调三部壅，通肠健胃始能除。寸脉沉兮胸有痰，当关气短痛难堪。若在尺中腰脚重，小便稠数色如泔[1]。

【注释】

[1] 泔：原意为淘米水，洗过米的水；此处指小便浑浊如泔水。

【译文】

沉脉属于阴脉，在指下循按，寸关尺三部均轻取不应指，而重按始得，就像用石子投水一样往下沉，称之为沉脉。其主病为病邪郁于里，气血内困，胁肋胀闷所致的里实证；或脏腑虚弱，气血不充，脉气鼓动乏力，手足时时发凉所致的里虚证。沉脉是重按始得而轻取却不应指的脉象，其主病为气壅三焦的里实证和脏腑虚衰的里虚证。若机体寒热不协调，则邪气壅滞于寸关尺三部，此时通过宣通肠腑，温健脾胃，则可祛除郁滞的邪气。若寸部出现沉脉，表明胸中存在痰饮；关部出现沉脉，则呼吸不利，腹中冷痛；尺部出现沉脉，则腰腿痛滞，小便稠而浑浊如泔水。

【解析】

沉脉作为六纲脉之一，是脉位深沉的象征，与浮脉的脉象相反。沉脉为阴脉，《黄帝内经》称之为"石脉"，在时应冬，在脏应肾。肥人脂厚，脉管深沉，故脉多沉；冬季气血收敛，脉象亦偏沉；有的人两手六脉皆沉细而无临床症状者，均可视为平脉。现代研究认为，沉脉的形成，与心输出的血量、外周血管阻力及其所处状态有关。心输出的血量减少，血压降低，血管内压力减小，血容量不足，是沉脉的主要成因，因而沉脉常见于慢性消耗性疾病或营养不良性疾病（如结核病、慢性肝病）及有心输出量减少症状的疾病（心肌病、主动脉瓣狭窄等），其脉象多沉细而无力。水肿使表皮与脉管间组织增厚，也可使脉搏处于沉位，如急性肾炎、肾病综合征、心力衰竭等。在周围血管痉挛或收缩时，外周血管内阻力增高，此时脉沉而兼弦细，可见于高肾素性高血压、尿毒症并发高血压等。低血压患者，因动脉压力过低，血管充盈不足，可见沉脉。

沉脉与伏脉相鉴别：沉脉与伏脉都位于皮下深部，需重按可触及。但沉脉部位近于筋骨，在肌肉中部，跳动均匀；而伏脉必须推筋着骨始得。临床上沉脉常同数、迟、滑、弦、虚、缓等脉兼见。

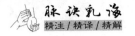

（三）缓脉

【原文】

缓者阴也，指下寻之，往来迟缓，小于迟脉，曰缓。主四肢烦闷，气促不安。来往寻之状若迟，肾间生气耳鸣时。邪风积气冲背脑，脑后三针痛即移。缓脉关前搐项筋，当关气结腹难伸。尺上若逢癥结冷，夜间常梦鬼随人。

【译文】

缓脉属于阴脉，在指下推寻，其往来迟缓松懈，但脉率却高于迟脉，称为缓脉。缓脉主脾病，脾主四肢肌肉，故其所主病具体表现为肢体困重烦闷，腹胀痞塞，呼吸气促不安。缓脉指下循按，来去弛缓，可见肾气上冲于耳，故耳鸣。外邪夹脊上冲于脑、背部，出现项强疼痛，可以针刺风池、风府及隐白三个穴位。若寸部出现缓脉，则出现皮肤麻木不仁，筋脉抽搐；关部出现缓脉，则阴邪湿气阻滞中焦，出现腹痛难舒；尺部出现缓脉，则寒气积聚于下焦，易致癥瘕，且晚上多出现梦魇。

【解析】

缓脉，一息四至，是来去松弛的脉象。其多主湿病，脾胃虚弱。患病之人脉象转缓，是正气恢复之征。生理性缓脉指脉来从容不迫，应指均匀，和缓有力，是神气充沛的正常脉象。单纯的缓脉一般无临床意义，它往往兼见于其他病脉中，其主病也需结合兼见脉象进行综合分析。如缓而滑多见于风湿热，缓而浮多为太阳中风证等。

缓脉与迟脉相鉴别：两者均以息计，迟脉一息不足四至；缓脉稍快于迟，一息四至，脉来有冲和徐缓之象。

（四）涩脉

【原文】

涩者阴也，指下寻之似有，举之全无，前虚后实，无复攻序，曰涩。主腹痛，女子有孕胎痛，无孕败血为病。涩脉如刀刮竹行，丈夫有此号伤精。妇人有孕胎中病，无孕须还败血成。涩脉关前胃气并，当关血散不能停。尺部如斯逢逆冷，体寒脐下作雷鸣。

【译文】

涩脉属于阴脉，沉取似有，浮取而若无。脉来艰难且短而散，错综杂乱，节律不调，多因气多血少，血虚气滞所致。其病多主腹痛，若女人有孕而见涩脉，表示血虚，可导致胎失其所养而见腹痛；若女人无孕而见脉涩，则表示为精伤败血之证。涩脉往来蹇涩，中有一止，如刀刮竹行，若男子见于此脉，表明为伤精之证。妇人有孕见涩脉，表现为多有胎病；女

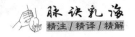

子无孕而见涩脉，则多有败血之证。关前寸口分候上焦，属于足阳明胃经所主之区，若寸口脉涩，提示血少，血少则气乘其虚，致气血两虚。关部分候中焦，营出中焦，涩为气多血少之脉，若关脉涩，则提示中焦之血，散而不守，气行而不能停。尺部为寒水之乡，涩为阴金，若尺部见涩脉，为金寒水冷，体寒逆冷，冷则生气，故可见脐下雷鸣有声。

【解析】

涩脉属二十八病脉之一，是临床常见的一种复杂脉象。历代医家对涩脉有"迟细短散止""三五不调"等描述；或过于文字化，如"轻刀刮竹""病蚕食叶""如雨沾沙"等，很难掌握。由于每个人手指感觉功能和临证经验差异，对脉象的体会和描述不尽相同。涩脉本身是一种复合脉，短、散、止等诸脉可以并见，结合西医学听诊及心电图检查，发现涩脉是房颤脉。因房颤有阵发性快速（脉率 >100 次 / 分）和慢性持续性（脉率为 60 ~ 100 次 / 分）之分，故脉象不尽相同。当心电图确诊为房颤时，去体会中医的涩（散、短、止）脉，可以获得客观、规范、准确的脉象信息，对于理解和掌握中医脉象大有帮助。涩脉多主气滞血瘀、精伤血少之证。西医学认为，涩脉可见于各种心血管病（如冠心病、心肌病等）、动脉硬化、高脂血症及剧烈呕吐、腹泻等。其产生的机制与心肌收缩力降低、心输出量减少、血容量减少、血液黏稠度增高、血管外周阻力增大等因素有关。

滑脉与涩脉相鉴别：两者在脉形、脉势上相反，滑脉往来流利，起伏快，有圆滑流畅的指感；而涩脉则往来艰涩，起伏慢，有如轻刀刮竹的不畅感。滑脉有二象，鼎沸与盘珠，鼎沸燥热病，盘珠津液多，燥热伤津，如鼎锅之水，被火煎熬沸腾，故脉滑；津液滋多，往来流利，如珠走盘，故脉滑。涩脉有两仪，血少与阳虚，血少涩在左，阳虚涩居右，涩如刀刮竹，亦如雨点沙，血少津枯故脉涩，阳虚脉涩者，津液生于阳气也，荣卫不足，脉亦现涩，荣卫调和充足，然后津液生也。血少津枯之涩者，薄而有力，阳虚之涩，薄而微也，荣卫不足之涩，薄而无神也。左属水木，故血虚则涩应于左，右属火土，故阳虚则涩应于右，荣卫不和不足，必左右皆涩。

（五）迟脉

【原文】

迟者阴也，指下寻之，重手乃得隐隐，曰迟。主肾虚不安。迟脉人逢状且难，遇其季夏①不得痊。神工诊得知时候，道是脾来水必干②。寸口迟脉心上寒，当关腹痛饮浆难。流入尺中腰脚重，浓衣重覆也嫌单。

【注释】

①季夏：指夏季的最后一个月，农历六月。

②脾来水必干：即脾虚或肾虚之证。

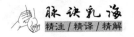

【译文】

迟脉属于阴脉，重按乃得，脉来迟缓，隐隐若现。其主病为肾虚，多由于阴土实而乘其所胜之阴水，致肾虚难安。一息三至称之为脉迟，在指下循按，发现轻取则指下的脉形很难感知，重按则隐隐地可获知脉象。迟脉属土，季夏为土旺之时，土克水，水得土而绝，若季夏见脉迟，疾病难愈。医术高超的医者认为，季夏为土正旺之时，生长于火，火为土之母，则火挟土势，而反来侮水，表现为脾虚或肾虚之证。寸口为阳位，分候胸膈，而心居于膈上，若寸脉迟，提示上焦有寒，表现为心痛咽酸、吐酸水等症。关部分候腹中，若关脉迟，则提示寒湿之气客居于腹中，而导致腹痛；体内燥热之气不能正常运行，则湿滞胃脘更甚，表现为不能正常饮水。尺部分候腰部以下的疾患，迟脉主寒湿，若尺部脉迟，则为寒湿之气下注于下焦，命门之火无力温煦，表现为腰附近及下肢沉重，并且穿上厚重的衣物也不能够缓解机体的寒意。

【解析】

迟脉，是指每一息脉跳动不足四至，即每分钟脉跳在60次以下的脉象。其病主寒证。寒则血凝，使血气运行缓慢，所以脉搏跳动缓慢。脉来迟而有力为实寒证，即寒凝气滞，气血运行缓慢所致；若脉来迟而无力，则是虚寒证，主要是由于阳气虚弱，无力推动血液运行所致。此外，正常青年人，尤其是运动员，及孕妇产后和老年人亦可见迟脉。现代研究表明，引起迟脉的直接病理因素是窦性心动过缓和房室传导阻滞，以及迷走神经兴奋如黄疸、呕吐、神经官能症、疼痛等，均可引起神经性迟脉。迟脉可见于心肌病变，如急性心肌梗死时出现迟脉，可能为较严重的心律失常。此外，还可见于甲状腺功能减退、营养不良症等。

迟脉须同近似脉缓脉相区别：迟脉来去较慢，脉率小；缓脉则从容和缓，脉率正常。在临床上，迟脉与浮脉兼见，主表寒证；迟脉与沉脉兼见，主里寒证；迟脉与滑脉兼见，主寒痰证；迟脉与涩脉兼见，主血虚证；迟脉与细脉兼见，主阳虚证。

（六）伏脉

【原文】

伏者阴也，指下寻之似有，呼吸定息全无①。再再寻之，不离三关，曰伏。主毒气闭塞三关，四肢沉重，手足自冷。阴毒伏脉切三焦，不动荣家②气不调。不问春秋与冬夏，徐徐发汗始能消。积气胸中寸脉伏，当关肠癖③常瞑目。尺部见之食不消，坐卧非安还破腹。

【注释】

①指下寻之似有，呼吸定息全无：《脉诀》言："寻之似有，定息全

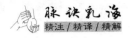

无，殊为舛谬。"即此处关于"伏脉"取脉的力度描述有误，其特点应为"重按推筋着骨"。

②荣家："荣"同"营"，此指营气。

③肠澼：亦称滞下、痢疾。以腹痛腹泻，里急后重，大便下脓血为主要表现的疾病。

【译文】

伏脉属于阴脉，为厥阴之木，在指下循按，浮中二候取脉均不能应，当沉取推筋着骨，称之为"伏脉"。其脉主阴毒邪气壅遏三焦之邪闭，阳气将绝之厥证，以及肢体痛极之证，临床上可表现为四肢沉重，手足寒冷。若阴毒之气壅遏三焦，则致卫气不调，荣血不行，若得此证，不需要考虑四时的脉象顺候，仅采用徐徐发汗之法，即能使疾病向愈。寸部分候胸中，宗气循行于胸，若寸部脉伏，多为宗气不得随营气而行，导致气积胸中。肝藏血，脾统血，肝脾分候于左右手关部，若关部脉伏，多为肝脾不能藏摄血液，而发为以腹痛腹泻、里急后重、大便下脓血等为主要临床表现的痢疾。尺部为厥阴所主，若尺部脉见伏脉，则提示饮食内伤，宿滞不消，表现为肚腹胀痛，坐卧不安。

【解析】

伏脉多为邪气内伏，不得宣通所致，常见于邪闭、厥逆证及痛极的病人。伤寒表证，寒凝经络，阳气不得发越，脉见伏象。待阳气得神，就能够汗出而解。故伤寒脉伏，为欲作汗的征兆。

伏脉应与沉脉、劳脉相鉴别：三者脉位均较深，轻取不应。不同的是，沉脉重取乃得；伏脉较沉脉部位更深，着于筋骨，故一般重按亦无，需推筋着骨始得；牢脉沉取实大弦长，坚牢不移。

（七）濡脉

【原文】

濡者阴也，指下寻之似有，再再还来，按之依前却去，曰濡。主少气，五心烦热，脑转耳鸣，下元极冷。按之似有举之无，髓海丹田定已枯。四体骨蒸劳热甚，脏腑终传命必殂[1]。

濡脉关前人足汗，当关少气精神散。尺部绵绵即恶寒，骨与肉疏都不管。

【注释】

[1]殂（音 cú）：往死也。此处为死亡之意。

【译文】

濡脉属于阴脉，指下浮中二候循脉即可得，不须重按，且脉浮而形细势软，故称之为濡脉。其病主阳虚证，可见少气；主阴虚证，可见五心烦热；主肾水不足，则脑转耳鸣；阳气

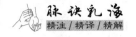

已衰，则下元极冷。濡脉轻取即得，重按却不明显。肾水不足，虚火煎熬津液，则肢体出现骨蒸劳热的症状。肾病传心，心病传肺，肺病传肝，肝病传脾，脾复传于肾，如此循环往复，传其所胜，则必死。关前寸口为阳位，濡脉为阳衰之脉，若寸口阳脉濡，提示阳气已虚，不能顾护其阴，则导致阴气外泄，可见多汗。关部分候中焦，营气亦出于中焦，若关部见濡脉，则提示中气大虚，气少则无以生神，导致精神耗散。尺部分候下焦，若尺部见濡脉，为阳气衰竭于下，可见恶寒、骨枯、肌肉松散。

【解析】

濡脉是具有复合因素的脉象，是浮、细、无力几种条件的综合体，所以古人用"水上浮沤"等形容，但这种规定到《脉经》才明确起来。《脉经》以前，它可能就只是无力的意思，如《黄帝内经》说的"春脉软弱招招，长夏脉软弱"等。仲景《伤寒论·辨脉法》中说："阳脉浮大而濡，阴脉浮大而濡，阴脉与阳脉同等者，名曰缓也……东方肝脉，微弦濡弱而长。"濡脉主诸虚，又主湿，多见于崩中漏下、失精、泄泻、自汗喘息等所致精血阳气亏虚之人。脉管因气虚而不敛，无力推动血行，形成松弛软弱之势；精血虚而不荣于脉，脉管不充，则脉形细小而应指乏力。湿困脾胃，阻遏阳气，脉气不振，也可出现濡脉。若濡脉见于正常人，是无根之脉，乃肾气亏虚的先兆。

濡脉应与细脉、弱脉、微脉相鉴别：四种脉象都是脉形细

小且脉势软弱无力。细脉形小而应指明显，主要从脉搏的形态
而言；微脉则极软极细，按之欲绝，若有若无，起落模糊，不
仅从脉形言，而且主要指脉搏的力量弱；弱脉为沉细而无力；
濡脉为浮细而无力，即脉位与弱脉相反，轻取即得，重按反不
明显。

（八）弱脉

【原文】

弱者阴也，指下寻之，如烂绵相似。轻手乃得，重手稍
无，怏怏①不前，曰弱。主气居于表，生产后客风面肿。三关
怏怏不能前，只为风邪与气连。少年得此须忧虑，老弱逢之病
必痊。关前弱脉阳道虚，关中有此气多疏。若在尺中阴气绝，
酸疼引变上皮肤。

【注释】

①怏怏（yàng yàng）：勉强，强求之意。

【译文】

弱脉属于阴脉，指下寻之，形似烂棉，举之可得，重按却
无，是阴竭而阳无所依的脉象特征，称之为弱脉。浮取脉象候
气，候阳，候表；沉取脉象候血，候阴，候里。其主病为阴竭
于内，而阳无所倚之证，表明血液已竭，卫气独居肌表，可见

于妇人生产之后；若失血过多，则风邪乘虚而入，使得面目浮肿。在指下循按寸关尺三部，轻取即得，重按却无，提示阴血已竭，阳无所依，则虚邪贼风与卫气相连，乘虚而独居其表。弱脉属阴金，金属秋，若青少年在春夏之季见弱脉，非吉象，主病；若老年人在秋冬之季见弱脉，可看作是生理性的脉象，可自愈。寸部为阳位，若寸口部见弱脉，多提示阳气亏虚。关部为阴阳交会之所，若关部见弱脉，则提示为阴阳不相维，而致胃气虚证。尺部分候下焦，若尺部见弱脉，则表现为阴气绝，肾属下焦，则肾阴虚，肢体酸痛；卫气出下焦，卫为阳气，阴气绝而阳无所依，则卫气不能够温分肉而实皮毛，则肢体酸痛传于肌肤。

【解析】

弱脉是具有复合因素的脉象，是沉、细、无力几种条件的综合体，《脉经》说弱脉是："极软而沉细，按之欲绝指下。"李时珍《濒湖脉学》说："弱脉极软而沉细，按之乃得，举手无有。"剔除了《脉经》"欲绝指下"这一过分的形容，因为弱脉可以有程度上的不同，不可能都是"欲绝"的。《诊宗三昧》说："沉细而软，按之乃得，举之如无。"弱脉主气血不足及阳虚之证。病后正虚，若见弱脉，为顺候，预后较好；新病邪实，若见弱脉，为逆候，预后不良。现代研究认为，弱脉与有效循环血容量严重不足及心功能衰竭有关，常见于心源性休克、心力衰竭、慢性消耗性疾病等。

三、九道脉指法主病

（一）长脉

【原文】

长^①者阳也，指下寻之，三关如持竿之状，举之有余，曰长；过于本位亦曰长。主浑身壮热，夜卧不安。长脉迢迢度三关，指下来时却又还。阳毒^②在脏三焦热，徐徐发汗始能安。

【注释】

①长：一种脉象，首尾端直，超过本位。长脉的脉象特点是脉搏的搏动范围明显较长，超过寸、关、尺三部。

②阳毒：指阳气过盛，气血壅阻，化腐成脓，可见疮疡肿毒，焮红肿胀，疼痛剧烈，甚或高热神昏，脉大而长，治宜大剂清热解毒，消肿排脓。

【译文】

长脉，为阳脉，下指寻脉，如循长竿，轻取即得；脉来长直，超过寸、关、尺三部，因此命名为长脉。长则气治，阳盛则热。故主浑身壮热，夜不得卧，证见身热目疼鼻干，不得

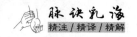

卧。长脉迢迢而长，三关均有，下指中取后可触及，阳毒热邪客于三焦，三焦内皆热。微微发汗，阴气可以复疏，则阳毒随汗而解。

【解析】

长脉常见于阳证、热证、实证，亦可见于平人。若阳亢、热盛、痰火内蕴，正气不衰，使气血壅盛，脉管充实而致脉搏搏动长，超过尺寸，如循长竿之状。正常人气血旺盛，精气盛满，脉气充盈有余，故搏击之势过于本位，可见到柔和之长脉，为强壮之象征。老年人两尺脉长而滑实多长寿。《素问·脉要精微论》说："长则气治。"说明长脉亦是气血充盛，气机调畅的反映。

（二）短脉

【原文】

短①者阴也，指下寻之，不及本位，曰短。主四肢恶寒，腹中生气，宿食不消。短脉阴中有伏阳，气壅三焦不得昌。藏中宿食生寒气，大泻通肠必得康。

【注释】

①短：首尾俱短，常只显于关部，而在寸尺两部多不显。其脉象特点是脉搏搏动范围短小，脉体不如平脉之长，脉动不满本位，多在关部

应指明显，而在寸部及尺部常不能触及。

【译文】

短脉，为阴脉，下指中取，达不到本位，范围短小，故命名为短脉。主四肢恶寒，清浊相干，阳气壅遏于三焦不得宣通。若伤于生冷宿食，则胃气不行，腹生寒气，采用大泻通肠法，使三焦之气宣行于上下，则疾病可痊愈。

【解析】

《素问·脉要精微论》说："短则气病。"短脉多见于气虚或气郁。心气亏虚，无力鼓动血行，则气血不仅难以达于四末，亦不能充盈脉道，致使寸口脉搏动短小且无力。气滞血瘀或痰凝食积，致使气机阻滞，脉气不能伸展而见短脉者，必短涩而有力。故短而有力为气郁，短而无力为气虚。西医学认为，短脉是指桡动脉搏动的长度短于正常人。临床多见于风湿性心脏瓣膜病人。其机制可因血流缓慢，血容量不足所致。也有少数人因汗出过多使血容量暂时减少或由于桡动脉走向有异而见短脉，不可视为病脉。

（三）虚脉

【原文】

虚者阴也，指下寻之不足，举之亦然，曰虚。主少力多

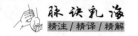

惊，心中恍惚，小儿惊风。恍惚心中多悸惊①，三关定息脉难成。血虚脏腑生烦热，补益三焦便得宁。

【注释】

①惊悸：病人自感心中急剧跳动、惊慌不安、不能自主，或脉虚、参伍不调的一种证候。主要因阳气不足、阴虚亏损、心失所养，或痰饮内停、瘀血阻滞、心脉不畅所致。

【译文】

虚脉为阴脉，下指中取浮取沉取皆无力，亦属于虚脉。主心血虚、无神所倚而致无力易惊、心中恍惚，也可见于先天不足，或脾胃虚弱所致的小儿惊风。心中恍惚而惊悸的患者，其寸关尺三部脉俱虚而难以精确脉息。血虚则脉虚，心血虚则神无所倚，三焦俱虚，又三焦为五脏六腑之本，故补益三焦便可益其元气，培其脾土，使气血充足，脉道充盈不虚。

【解析】

虚脉见于虚证，多为气血两虚。西医学认为，虚脉的产生机制可因血容量减少、血管充盈度不够；心脏衰弱，搏动无力，心输出量减少，或外周血管阻力降低，血压较低等因素所导致。临床可见于心脏功能衰弱、低血压、贫血、虚脱及休克等病证。

（四）促脉

【原文】

促者阳也，指下寻之极数，并居寸口[①]，曰促。渐加则死，渐退则生。主聚积气痞，忧思所成。促脉前来已出关，常居寸口血成斑。忽然渐退人生也，若或加时命在天。

【注释】

①并居寸口：指阳已盛而驱策其阴血，如人疾趋，时复一蹶。然《脉诀》乃云："并居寸口而不言时止者。谬矣。数止为促，缓止为结，何独寸口哉？"

【译文】

促脉为阳脉，脉来数而时有一止，止无定数，脉律不齐，但歇止后，自能回复，故命名为促脉。疾病中，若歇止次数增多，表示病情加重；若歇止次数减少，表示阴阳渐调和而病情减缓或向愈。促脉主热病、阳盛火炎。气血痰饮宿食停滞，痈疽肿毒、狂躁奔走、胸胁满闷、汗作而喘，瘀血郁肤发斑，皆可见促脉。此外，脏气乖戾，心脏节律失常，脉动则歇止无力，伴心慌惊悸，甚则怔忡。促脉从关部出溢于寸口，并居寸口，脉率消减则阴阳和合，预后良好；若脉率进一步加快，则病情进一步加重致知命在天。

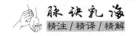

【解析】

促脉是火热灼盛之象，但究其因，气、血、痰、饮、食五者之别，应详加推敲。时咳时喘者，多由痰积与火热相结；发狂者乃火热郁结于心肝；发斑者乃火热入于营血；发为毒疽者，乃火热结于肌肉，气血郁腐而成。阳邪亢盛，热迫血行，心气亢奋，故脉来急数；热灼阴津则津血衰少，心气受损，脉气不相接续，故脉有歇止；血瘀、痰饮、食积等有形实邪阻滞，脉气接续形成间歇。此两者均为邪气内扰，脏气失常所致，故其脉来促而有力。若因真元衰惫，心气衰败，虚阳浮动，亦可致脉气不相顺接而见促脉，但必促而无力。正常人有因情绪激动、过劳、酗酒、饮用浓茶等而偶见促脉者。促脉相当于西医学的心脏期前收缩而脉率较快者。

（五）结脉

【原文】

结者阴也，指下寻之，或来或往，聚而却还，曰结。主四肢气闷，连痛时来。积气生于脾藏傍①，大肠疼痛阵难当。渐知稍泻三焦火，莫谩多方立纪纲。

【注释】

①积气生于脾藏傍：人的身体，左属肝主血，右属肺主气。谷入于

胃，即传于肺，流溢于中，布散于外，故积气生于脾脏之旁。

【译文】

结脉为阴脉，下指寻按，缓来一止，止无定数，脉道或往或来，聚而却还，脉率不齐，歇止可回复，故命名为结脉。四肢属阳，血留而不行，气滞而不散，则阴阳不相和，见四肢气闷疼痛。人的身体，左属肝主血，右属肺主气。谷入于胃，即传于肺，流溢于中，布散于外，故积气生于脾脏之旁。现见积聚，是脾胃之气不能转输于肺，则肺气不能肃降布散水谷精微于大肠，所以气机阻滞于脾脏旁。肺和大肠相表里，肺气不宣则克大肠，故大肠疼痛连连。脾生火热而助三焦气盛，此时当泻三焦实火，以退热，则病情就可自行向愈。

【解析】

《伤寒论》第178条曰："脉按之来缓，时一止复来者，名曰结。"结脉为阴独盛而阳不能入的一种病理脉象，其脉来缓时一止，复而又来，多见于阴寒偏盛、气结血瘀、痰凝、癥瘕积聚，亦可见于气血虚，精力不济。阴寒偏盛则脉气凝滞，故脉率缓慢；气结、痰凝、血瘀等积滞不散，心阳被抑，脉气阻滞而失于宣畅，故脉来缓慢而时有一止，且为结而有力；若久病气血衰弱，尤其是心气、心阳虚衰，脉气不续，故脉来缓慢而时有一止，且为结而无力。正常人因情况激动、过劳、酗酒、饮用浓茶等而偶见结脉者。现代临床研究表明，结脉相当

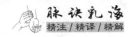

于心脏期前收缩而脉率较慢者。窦性心律、脉律正常之偶发期前收缩，当为"缓时一止"之结脉；而低于60次/分之偶发期前收缩，即窦性心动过缓伴期前收缩者，当属"迟时一止"之结脉。此"迟一止、缓一止"之结与《简明中医辞典》记载的"脉来迟缓而呈不规则间歇"相合。《伤寒论》曰："脉结代，心动悸，炙甘草汤主之。"

（六）代脉

【原文】

代①者阴也，指下寻之，动而复起②，再再不能自还，曰代。主形容羸瘦，口不能言。代脉时时动若浮，再而复起似还无。三元正气随风去，魂魄冥冥何所拘。

【注释】

①代：即代脉，脉来一止，止有定数，良久方还，其脉象特点是脉律不齐，表现为有规则地歇止。

②动而复起：平人之脉，一动肺，二动心，三动脾，四动肝，五动肾，周而复始，至五十动不止。如果七动一止，说明心脏无气而无力推动血行，再而后起，不能自还，说明以脾脏代心行气。

【译文】

代脉为阴脉，下指按之，止有定数，不能自还，良久方来，命名为代脉。所主病表现为为机体形神衰疲、羸瘦虚弱、口不能言。代脉歇止时间较长，停久方来，偶或轻取即得而重按则无，是无胃无神无根的危脉，此时脏器衰败，精气神离散，神魂魄亦相离失守而必死。

【解析】

《黄帝内经》指出，代脉为脾气将绝之征。《脉经》云："代脉来数中止，不能自还，因而复动。脉结者生，代者死。"又刘守真曰："代脉者主缓弱而无力，不能动，因而复动，病必危而死。"脏气衰微，元气不足，以致脉气不相接续，故脉来时有中止，止有定数，脉势软弱，常见于心脏器质性病变。疼痛、惊恐、跌打损伤等见代脉，是因暂时性的气结、血瘀、痰凝等阻抑脉道，血行涩滞，脉气不能衔接，而致脉代而应指有力。至于妇女怀孕 3 个月以后，如见代脉，则为胎元虚弱，表现为妊娠恶阻、呕逆、纳呆，血气并于胎息等。临床观察发现，代脉可见于期前收缩或二度房室传导阻滞所致的二联律、三联律。

（七）牢脉

【原文】

牢①者阴也，指下寻之即无，按之却有，曰牢。主骨间疼痛，气居于表。脉入皮肤辨息难，时时气促在胸前。只缘水火

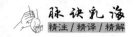

相刑克，若待痊除更问天。

【注释】

①牢：即牢脉，沉取实大弦长，坚牢不移。"牢"者，深居于内，坚固牢实之义。其脉象特点是脉位沉，脉形长，脉势实大而弦。牢脉轻取、中取均不应，沉取始得，但搏动有力，势大形长，为沉、弦、大、实、长五种脉象的复合脉。

【译文】

牢脉为阴脉，下指轻取、中取均不应，沉取始得，命名为牢脉。主要见于阴寒内盛、水火相煎所致的骨间疼痛，疝气癥积之实证，亦见于正气衰惫、营血不荣的危重症候。牢脉脉位深沉，轻取不能够辨析其具体脉象特征，若肺气衰惫、心火亢盛，且肾水不济，则出现呼吸深度不够而致呼吸气促、胸中满闷不舒，大概是由于五行生克紊乱，而致疾病难以痊愈。

【解析】

邪气牢固，而正气未衰者，如阴寒内积，阳气沉潜于下，或气血瘀滞，凝结成癥积而固结不移，在脉象上则可表现为沉弦实大的牢脉。若失血、阴虚等患者反见牢脉，当属危重征象，应防骤变。现代研究表明，动脉硬化是由于动脉内膜类脂质沉着，并在内膜内有纤维组织增生而形成局限性斑块，因而使得动脉管壁变硬（即西医所谓的"硬脉"）。所以动脉硬化病人多见牢脉。治疗上多以化瘀通络、降压降脂为主。

（八）动脉

【原文】

动[1]者阴也，指下寻之似有，举之还无，再再寻之，不离其处，不往不来，曰动。主四体虚劳[2]，崩中[3]血痢[4]。动脉根源气主阴，三关指下碍沉沉。血山一倒经年月，智士名医只可寻。

【注释】

①动：即动脉，见于关部，滑数有力。其脉象具有短、滑、数三种脉象的特点，其脉搏搏动部位在关部明显，应指如豆粒动摇，故《脉经》卷一说："动脉见于关上，无头尾，大如豆，厥厥然动摇。"

②虚劳：又称"虚损"，是由于禀赋薄弱、后天失养及外感内伤等多种原因引起的，以脏腑功能衰退，气血阴阳亏损，日久不复为主要病机，以五脏虚证为主要临床表现的多种慢性虚弱症候的总称。

③崩中：又名"血崩"，简称"崩"。指阴道忽然大量流血。《诸病源候论》卷三十八曰："崩中者，脏腑伤损，冲脉任脉血气俱虚故也。冲任之脉，为经脉之海，血气之行，外循经络，内荣脏腑，若无伤则脏腑平和而气调，适经下以时，若劳动过度，致脏腑俱伤，而冲任之气虚，不能约制其经血，故忽然暴下，谓之崩中。"

④血痢：邪热客于血脉之中，肠胃虚弱，血随热行，流渗肠间，因便血下，名血痢。

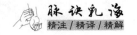

【译文】

动脉为阴脉，下指中取有，浮取又无，稍后多次中取，不浮不动，脉象不来不往，命名为动脉。主肢体虚弱无力、劳损，女子崩中、男子血痢。动脉的脉理是阴阳相搏、升降失和，致其气血冲动，故三关脉象均脉位较沉实。机体阴阳不和，气血不调，则气不能帅血，致妇女崩漏不止，若非智士名医，怎么能知道其中的奥妙。

【解析】

惊则气乱，痛则气结，阴阳不和，气血阻滞。故因惊、因痛致使阴阳相搏，气血运行乖乱，脉行躁动不安，则出现滑数而短的动脉。《脉经》云："动脉见于关上无头尾，大如豆，厥厥然动摇。"《伤寒论》云："阴阳相搏，名曰动，阳动则汗出，阴动则发热。形冷恶寒，数脉见于关上，上下无头尾，如豆大，厥厥动摇者，名曰动。"西医学中，动脉是指把从心脏泵出的血液输送到全身的血管（体循环）。

（九）细脉

【原文】

细①者阴也，指下寻之，细细似线，来往极微，曰细。主胫酸髓冷，乏力泄精。乏力无精胫里酸，形容憔悴发毛干。如逢冬季经霜月，不疗其疴必自瘥②。

【注释】

①细：即细脉，脉细如线，但应指明显。其脉象特点是脉道狭小，指下寻之往来如线，应指明显，但按之不绝，应指起落明显。

②不疗其疴必自瘥：春夏为阳，秋冬为阴。春夏脉当浮大，秋冬脉当沉细。若秋冬脉见沉细，则为顺四时之脉象，其病当不治自愈。

【译文】

细脉为阴脉，下指中取，脉细如线，来往微弱，名曰细脉。主筋骨酸冷疼痛，乏力、遗精早泄。乏力没有精神，筋骨酸痛，皮肤不荣，头发枯槁，面容憔悴，犹如历经了霜雪的寒冬。冬季所顺应的脉象为偏沉细，不必治疗也可瘥愈。

【解析】

细脉多见于气血两虚、湿邪为病。阴血亏虚不能充盈脉管，气虚则无力鼓动血行，致脉管的充盈度减小，故脉来细小而无力。湿性重浊黏滞，脉管受湿邪阻遏，气血运行不利而致脉体细小而缓。平人脉来细弱，是忧思过度、内耗真元所致。若形盛脉细，少气不足以息，或热病神昏脉细，是脉证不应，为逆候。《脉经》云："寸口脉细，发热吸吐，宜服黄芩龙胆汤；吐不止，宜服橘皮桔梗汤。"现代研究表明，细脉多由有效循环血容量减少、心脏外周阻力增加、脉搏输出量降低所致。

第四章　论脉诀合河图洛书

怪当今居世之士，曾不留神医药，精究方术，上以疗君亲之疾，下以救贫贱之厄，中以保身长全，以养其生，但竞逐荣势，企踵权豪，孜孜汲汲，唯名利是务，崇饰其末，忽弃其本，华其外，而悴其内，皮之不存，毛将安附焉。卒然遭邪风之气，婴非常之疾，患及祸至，而方震栗，降志屈节，钦望巫祝，告穷归天，束手受败，赍百年之寿命，持至贵之重器，委付凡医，恣其所措，咄嗟呜呼！

观今之医，不念思求经旨，以演其所知，各承家技，终始顺旧，省疾问病，务在口给。相对斯须，便处汤药，按寸不及尺，握手不及足，人迎趺阳，三部不参，动数发息，不满五十，短期未知决诊，九候曾无仿佛，明堂阙庭，尽不见察，所谓窥管而已。夫欲视死别生，实为难矣。

孔子云：生而知之者上，学则亚之，多闻博识，知之次也。余宿尚方术，请事斯语。

东汉·张仲景《伤寒论序》

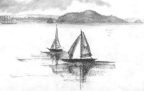

一、左右手诊脉歌

【原文】

左右须候四时脉，四十五动①为一息。指下弦急洪紧时，便是有风兼热极。

忽然匿匿慢②沉细，冷疾缠身兼患气。贼脉③频来问五行，屋漏④雀啄⑤终不治。

【注释】

①四十五动：指医生对病人诊脉的时间一般不应少于45次脉跳的时间。

②慢：此指迟脉。

③贼脉：即鬼克之脉，即病脉。

④屋漏：即真脏脉中的屋漏脉，见《脉赋》。

⑤雀啄：即真脏脉中的雀啄脉，见《脉赋》。

【译文】

《素问·阴阳应象大论》云："左右者，为阴阳之道路也。"四时阴阳的升降是有一定的时间和规律的，人体脉象的变化，亦与之相适应，故左右手诊脉须适应四时阴阳的升降，如平人应四时的常脉有：春脉微弦，夏脉微洪，秋脉微浮，冬脉微沉。平人切脉，每只手应不少于45次脉跳的时间，或不少于1分钟，两手以3分钟左右为宜。弦脉、急脉、洪脉及紧脉均为阳脉，阳胜则热，热极生风，故指下为弦、急、洪、紧脉时，表明是热极生风之证。缓脉、迟脉、沉脉、细脉均为阴脉，阴盛则寒，寒易袭阳位，主凝滞、收引，故诊得缓、迟、沉、细等脉象时，机体可见于寒邪内伤、气机阻滞之证。例如，心脉沉细，肝脉涩小，脾脉弦急，肺脉洪大，肾脉迟缓，春脉涩短，夏脉沉迟，季夏脉弦长，秋脉洪散，冬脉缓慢等，这些都是病脉，为五行相克之脉。屋漏脉主脾阳绝，雀啄脉主脾阴绝，同见屋漏雀啄脉乃脾阴阳两绝，脾主中州，灌溉五脏六腑，脾阴阳两绝无以灌四傍，故而脏腑衰竭而终将不能得以救治。

【解析】

该段内容简要提出了在诊左右手脉时，须注意脉与四时的关系，四时阴阳的升降是有一定的时间和规律的，人体脉象的变化，亦与之相适应，脉象变化与四时阴阳不相适应，即是病态。

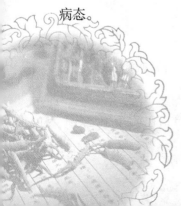

（一）左手诊脉歌

1. 左手寸口心脉歌

【原文】

左手头指火之子，四十五动无他事。三十一动忽然沉，顿饭忽来还复此。

春中诊得夏须忧，夏若得之秋绝体。秋脉如斯又准前，冬若候之春必死。

【译文】

左手寸脉为心脉，心五行属火，左手寸脉由心火生，为火之子；一息四十五动是当前医者调息诊脉的准则。心脉取自六菽之中，主要为浮中脉，若心脉于三十一动而止，且脉位忽然变沉，须重按始得，且在顿饭之时，心脉才又诊得浮脉。四时有所长，春生，夏长，秋收，冬藏，四时相应，春季诊得心脉于三十一动而止，脉位偏沉，则会违逆夏长之气，就会损伤心；若夏季诊得上述脉象，则会违逆秋收之气，就会损伤肺；若秋季诊得此脉，则会违逆冬藏之气，就会损伤肾；若冬季诊得此脉，则会违逆春生之气，就会损伤肝。

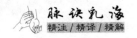

【解析】

此段简要地论述了左手寸口脉，即心脉的主病特点，着重提出心脉于三十一动止时，在脉位变沉后，对四时变化的影响。

2. 左手中指肝脉歌

【原文】

左手中指木相连，脉候须还来一息。二十六动沉却来，肝脏有风兼热极。

三十九动涩匿匿，本藏及筋终绝塞。一十九动便沉沉，肝绝未闻人救得。

【译文】

左手中指下的脉为关部脉，左手关脉属肝脉，肝属木，肝脉准前五九之数，四十五动为一息，则是无病的征象。肝脉诊得二十六动之时，忽然有一沉脉显现，是肝热极生风之象，因肝属木，木生火，火属热，热极生风。若肝脉诊得三十九动之时，忽然出现一涩脉，为木被金克，肝主筋，金伐木，而致肝本脏及筋脉终绝塞。若肝脉诊得一十九动之时，忽然变为沉脉，合为金生成之数，肝属木，木被金伐而致肝气绝。

【解析】

此段文字阐述了左手关脉的肝脉，肝脉一息四十五动，为常象。简述了脉息至数变动，而相对应生成的脉象。

3. 左手尺部肾脉歌

【原文】

左手肾脉指第三，四十五动无疾咎。指下急急动弦时，便是热风之脉候。

忽然来往慢慢极①，肾脏败时须且救。此病多从冷变来，疗之开破千金口。

二十五动沉却来，肾绝医人无好手。努力黄泉在眼前，纵活也应终不久。

【注释】

①慢慢极：迟而又迟的脉象。

【译文】

左手尺脉属肾脉，一息四十五动，是正常的脉象。诊得肾脉为急弦脉，乃是肾脉有余之证，可见风热证候。若诊得肾脉忽然来往，迟而又迟，为肾脏衰败之象，因迟主寒，肾属寒水，肾部见极迟脉，为纯阴无阳，独阴不生，故可致肾脏衰

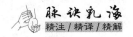

败，但仍可救治。此病是因肾阴盛阳虚至极生寒而得，肾阳过虚，难以救治，必须以大量的温补之剂作为突破口，缓慢救治。若诊得肾脉二十五动之时，突有一沉脉显现，可致肾脉绝而难以医治，因二十五动为土生成之数，土克水，水得土而绝，故肾气绝而难以医治，不能久存。

【解析】

此段说明左手尺部脉候肾，及其见于急弦脉、迟缓脉的主病证候特点等。

（二）右手诊脉歌

1. 右手寸口肺脉歌

【原文】

右手指头肺相连，四十五动无忧虑。急极明知是中风，更看二十余七度。

忽然指下来往慢，肺冷莫言无大故。一朝肺绝脉沉沉，染病卧床思此语。

十二动而又不来，咳嗽吐脓兼难补。发直如麻只片时，扁鹊也应难救护。

【译文】

右手寸脉为肺脉，一息四十五动，是无病的脉象。若诊得肺脉为极弦脉，是肺金虚衰不能制木，木盛风热愈盛，而成中风之候。诊得肺脉二十七动时，肺脉忽然来往而见迟缓脉，是寒证，肺脏见寒尚无大碍。若肺脉二十七动时，忽为沉脉则为肺绝证，肺金受伤，肺气将绝，而致染病卧床。若诊得肺脉十二动时，肺脉忽然不来，则肺已受伤，因十二动为火生成之数，火旺克金太过，肺金不能制火，金被火伤，肺络受损而致咳嗽吐脓痰，肺金已损，欲自救反被贼邪侵袭，致肺气终绝而见发直如麻，即使扁鹊也难以救治。

【解析】

此段内容讲述了右手寸脉候肺，肺气将绝致终绝时脉象的变化特点及证候特征。

2. 右手中指脾脉歌

【原文】

右手第二指连脾，四十五动无诸疑。急动名为脾热极，食不能消定若斯。

欲知疾患多为冷，指下寻之慢极迟。吐逆不定经旬日，胃气中心得几时。

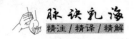

【译文】

右手关脉为脾脉，一息四十五动，是无病的脉象。脾脉应为和缓之势，若诊得脾脉动而急，为脾热证，脾土被风热所乘，运化功能失常，故不能腐谷消食。脾脏本喜温而恶寒，若脾病见寒证，脾脉表现为慢而迟，迟主寒，所以知道脾病为冷疾。脾主土，在变动为哕，故可见吐逆，但旬十日为土生成之数，若旬十日而吐逆不定，乃脾气衰败之象，脾之恶气上冲于胃，胃气上逆于心，心为君主之官，被恶气所犯，所生亦不能得几时。

【解析】

此段文字讲述右手关脉候脾，脾主运化，若脾脉运化失常，因邪气侵袭所致，脾病热极时脉动而急，脾病冷疾时脉慢而迟。

3. 右手尺部命门脉歌

【原文】

右手命脉三指下，四十五动不须怕。一十九动默沉沉，百死无生命绝也。

指下急急动如弦，肾脏有风尤莫治。七动沉沉更不来，努力今朝应是死。

【译文】

右手尺脉为命门脉，一息四十五动而不歇止，是手厥阴心包之气全，不必惧怕。若命门脉于一十九动时，忽见一沉脉动，为百死无生，命绝，因一十九动合生成之数皆属于金，金旺克木，风木之生气被克，生发不能，故百死无生，命绝也。若命门脉急动如弦，是肾水伤之象，因右尺主少阳相火，少阳为春生之木，相火为龙雷之火，若脉弦而且急，是为风火相煽，火与风皆为耗水之物，故致肾水伤。右尺又为命门真火，其脉当流利而滑沉，若命门脉七动之时，忽然脉沉而又沉，不能复来，为命门之真火绝也，七动为火之成数，此一点真火是人身之根本，今既已绝，则必死无疑。

【解析】

此段文字描述了右尺部命门脉脉象变化时的主病特点及证候特征。

二、诊杂病生死候歌

【原文】

五十不止身无病，数内有止皆知定。四十一止一脏绝，却后四年多没命。

三十一止即三年，二十一止二年应。十五一止一年殂。以下有止看暴病。

【译文】

寸口脉搏动五十次而无停止，这是五脏康健、精气旺盛的征象，也是无病的征象。若于五十动之中，有一代得止脉，再从始至脉数起，看得几至而止为数，即可根据其至数的远近，来判定患者的死期。如寸口脉搏动四十次而见一停的，表明一脏（肾的脏气）衰败。过四年后，春草生长时死。寸口脉搏动三十次而见一停的，表明两脏（肾、肝脏气）衰败。过三年后，麦熟时节死。寸口脉搏动二十次而见一停的，表明三脏（肾、肝、脾脏气）衰败。过两年后，桑葚成熟时节死。寸口脉搏动十五次而见一停的，表明四脏（肾、肝、脾、心脏气）衰败，一年内死。下面是有关暴病寸口脉脉搏动止的相关情况。

【解析】

柳东阳曰："以动数候脉，是吃紧语。候脉须候五十动，知五脏之气有无缺失。今人手指到病患腕臂，便以为见了，殊不知五十动见岂弹指间事，相习成风，以疾速为神奇。"本段内容介绍了脉搏动止数与死期的相关内容。

三、诊暴病歌

【原文】

两动一止即三四,三动一止六七死。四动一止即八朝,以此推排但依次。

【译文】

寸口脉搏动两次而见一停的，三日或四日死。寸口脉搏动三次而见一停的，六日或七日死。寸口脉搏动四次而见一停的，八日死。其余的死期，则按照脉动的次数依次类推。

【解析】

本段紧接上文内容，介绍如何参照寸口脉搏动止的次数来推排暴病的死期。

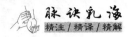

四、形证相反歌

【原文】

健人脉病号行尸①，病患脉健亦如之。长短瘦肥并如此，细心诊候有依稀。

【注释】

①行尸：一为病名，指病情严重、预后不佳，虽能行走，却已见死脉者。《注解伤寒论·平脉法》："脉病人不病，名曰行尸。"二指徒具形骸，虽生犹死的人。

【译文】

健康人，没有任何临床症状，但脉象呈现病脉，称为"行尸"；脉象正常，但患者有临床症状，称为"内虚"。《素问·方盛衰论》曰："形气有余，脉气不足，死。脉气有余，形气不足，生。"张仲景曰："脉病患不病，名曰行尸。以无王气，卒眩仆不识人，则死。人病脉不病，名曰内虚，以无谷，神虽困无苦。""肥人责浮，瘦人责沉。肥人当沉，今反浮，故责之。瘦人当浮，今反沉，故责之。"《脉经》曰："当视其人大小长短，皆如其人之形性，则吉。反之则为逆。"因此，若见肥人脉细小如丝，身涩而脉来往滑，身滑而脉来往涩，都不是吉兆。以上谈到了形脉相反，脉病相反，其实际例子不可胜数。《难经》所谓："脉不应病，病不应脉者，是也。"《素问·三部九候论》曰："形盛脉细，少气不足以息者，死。形瘦脉大，胸中多气者，死。形气相得者，生。三五不调者，病。形肉已脱，九候虽调，犹死。病热脉静，泄而脉大，脱血而脉实，病在中，脉实坚；病在外，脉不实坚者，皆难治。"《难经》曰："病若闭目不欲见人，脉当得肝脉弦急而长，而反得肺脉浮涩而短者，死也。病若闭目而渴，心下牢者，脉当得紧实而数，反得沉濡而微者，死。"

【解析】

上述内容列举了一系列形证相反、脉病相反的临床案例，旨在提出"脉症顺逆与从舍"的观点，充实脉诊的实际运用。一般而言，脉与症相一致为顺，反之为逆。

五、诊四时五行相克歌

【原文】

春得秋脉定知死，死在庚申辛酉里。夏得冬脉亦如然，还于壬癸为期尔。

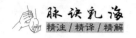

严冬诊得四季脉，戊己辰戌还是厄。秋得夏脉亦同前，为缘丙丁相形克。

季月^①季夏得春脉，克在甲寅病应极。直逢乙卯亦非良，此是五行相鬼贼。

【注释】

①季月：指每季的最后一月，即农历三、六、九、十二月。

【译文】

春天三个月，木气旺盛，其脉弦长；秋天三个月，金气旺盛，其脉短涩。若春得秋脉，春天脉来短涩，为金克木，再加上庚申辛酉均是金旺日，故病情加剧必死。夏天三个月，火气旺盛，其脉浮洪；冬天三个月，水气旺盛，其脉沉实。若夏得冬脉，夏天脉来沉实，为水克火，再加壬癸子亥均为水旺日，故病情加剧必死。冬天三个月，水气旺盛，其脉沉实；土旺四季，其脉缓大。若冬得四季之脉，冬天脉来缓大，为土克水，再加戊己辰戌均为土旺日，故病情加剧必死。秋天三个月，金气旺盛，其脉涩短；夏天三个月，火气旺盛，其脉洪大。若秋得夏脉，秋天脉来洪大，为火克金，再加上丙丁巳午均为火旺日，故病情加剧必死。

季月，是土气旺盛之月；长夏，为土气最旺之时。土气旺于四季，其脉缓，木气旺于春，其脉弦于季月。若长夏诊得其脉弦长，为木克土，加上甲寅乙卯均是木旺日，故病情加剧必死。

【解析】

本篇主要以四时五脏为主体，用五行生克的理论来说明五脏与四时的关系，四时对五脏疾病的影响，从而进一步阐述以四时五行相克规律预测疾病的吉凶。中医学将人之五脏分属五行，各有主令和主时。如肝木主春主寅卯（甲乙），3～7时；心火主夏主巳午（丙丁），9～13时；肺金主秋主申酉（庚辛），15～19时；肾水主冬主亥子（壬癸），21～1时；脾土主四季主辰未戌丑（戊己），即辰7～9时，未13～15时，戌19～21时，丑1～3时。由于五行之间存在相克的关系，不同脏腑的疾病，在四时阴阳的变化中受到不同的影响。正如《素问·脏气法时论》说："病在肝，愈于夏，夏不愈，甚于秋，秋不死，持于冬，起于春。""肝病者，愈在丙丁，丙丁不愈，加于庚辛，庚辛不死，持于壬癸，起于甲乙。""肝病者，平旦慧，下晡甚，夜半静。"这就是说，肝有病，在一年四时中，其变化规律是：痊愈于夏天；若至夏天不愈，到秋天病情就要加重；秋天如果没有死亡，至冬天病情呈相持状态，到了明年春天才能好转。如果以甲子纪日，肝有病，其变化规律是：痊愈当在丙丁日；丙丁日如果不好，到庚辛日病情就更加重，庚辛日没有死亡，至壬癸日呈相持状态，到了甲乙日才能好转。患肝病的人，在一日之中的变化规律是：在天刚亮时精神比较清爽，到了傍晚的时候，病情就比较重，到了半夜时

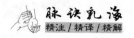

候便安静了。其余各脏皆仿此。

六、诊四时虚实歌

【原文】

春得冬脉只是虚，更兼补肾病自除。若是夏脉缘心实，还应泻子自无虞。

夏秋冬脉皆如是，在前为实后为虚。春中若得四季脉，不治多应病自除。

【译文】

春天属肝木，脉微弦，冬天属肾水，脉微石。若春天脉来沉石，为木之母（即肾水）从后来乘肝木之子，为虚邪。治疗采取"虚则补其母"的方法，补肾水而致疾病自愈。夏天属心火，脉微洪。若春天脉来洪大，为木之子（即心火）从前来乘肝木之母，为实邪。治疗采取"实则泻其子"的方法，泻心火则致疾病自愈。秋天属肺金，脉微短涩。若秋天脉来微沉，为金之子（即肾水）从前来乘肺金之母，为实邪。治疗采取"实则泻其子"的方法，泻肾水则致疾病自愈。余下各脏依次类推。四季属脾土，其脉缓，若春天脉来迟缓，是为木之妻不胜于夫，是微邪，可不用经过治疗而疾病自愈。

【解析】

本篇主要以四时虚实为主体，运用"虚则补其母，实则泻其子"的治疗大法来探讨脏气虚实与四时的关系。

七、伤寒歌

【原文】

伤寒①热病同看脉，满子透关洪拍拍②。出至风门过太阳，一日之中见脱厄。

过关微有慢腾腾，直至伏时③重候觅。掌内迢迢散漫行，干瘟疼疗多不的。

大凡当日问程途，迟数洪微更消息。热病须得脉浮洪，细小徒费用神功。

汗后脉静当便瘥，喘热脉乱命应终。

【注释】

①伤寒：一指广义而言，泛指一切外感热病，如《素问·热论》所言的"今夫热病者，皆伤寒之类也"，包含风、寒、暑、湿、温、热所致的发热性疾病。另一方面，狭义的伤寒则仅局限于风寒外感这一方面。

脉诀乳海
精注 / 精译 / 精解

②洪拍拍：即洪惊，形容当下的脉象。

③伏时："伏"与"复"同声通假。"复"有来复，即周而复始之意。古代以干支记时，从子时到子时为一周时，从丑时到丑时亦为一周时，民间叫一个对时。故一复时等于十二个时辰即二十四小时，所以一伏时就是二十四小时。在此处，本文指临卧时，相对日中而言。

【译文】

感受伤寒后不即刻生病的，寒蕴藏于肌肤之中，在夏至之前，转变为温病；而夏至之后，则变为热病。温病和热病的发起，均源自于伤寒，因此，我们诊查看脉的方法大致相同，脉象偏于洪惊。伤寒为病，一日传变至太阳，二日到阳明，三日少阳，四日太阴，五日少阴，六日厥阴，六日传经完毕，疾病当会自愈。若七日还没好转，那么邪气应出现复传，脉偏洪大。而通过三关，从风门穴而出，通过太阳经，邪气欲散，在一日之中，应当是汗出而疾病向愈。若关脉稍偏缓慢者，邪气到达太阳经亦较晚，白天不汗出，那么到晚上临卧时可能会汗出。伤寒热病未出汗，脉偏浮洪，汗出后热退身凉，宜安静。脉偏散漫则不汗出而疾病可自行向愈，其平复并不是都是这样的。伤寒一证，可以称得上是大病，和杂病不同，其变幻多端，致病机制并不单一，想掌握扎实则须得稳扎稳打，苦下功夫，潜心钻研，依此类推掌握脉象偏迟、偏数、偏洪或偏微时伤寒的具体致病特点及相关治疗理论。当诊察阴病而出现阳脉时，疾病情况较好，可以生存；而当诊察阳病而出现阴脉时，疾病病情加剧，必死。这就是伤寒的治疗大法。若诊得其脉偏于细小，代表阳病出现阴脉，必死。伤寒汗出后，热退身凉，脉复平静，是正常疾病向愈的表现。但现在若汗出之后热不退，反而热势加剧出现大热而喘，脉象躁疾而乱，这命名为阴阳交，必死。

【解析】

本篇主要从宏观的角度概括出伤寒为病的一般致病特点，其辨病辨证的实质是以六经辨证为核心的，故辨析传经是一个很重要的问题，贯穿整个伤寒治疗的过程当中。张仲景告诉我们，传经与不传经的关键在于脉和证的静与不静，也就是脉和证有没发生新的变化。《伤寒论》中曾提到"脉若静者，为不传；颇欲吐者，若烦躁，脉数急者，为传也。"此句是对于太阳病而言，在太阳表证的阶段，如果脉还是浮脉，症也还是恶寒发热、头项强痛，就是不传，邪气仍在太阳的范围；如果脉见数急，症也见到发烦、恶心，就是要传经了，邪气要从太阳经往阳明经或少阳经传了。因此，传经要讲辨证，要从脉上来看，从证候来看。

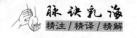

八、阳毒歌

【原文】

阳毒①健乱四肢烦，面赤生花作点斑。狂言妄语如神鬼，下利频多候不安。

汗出遍身应大瘥，鱼口开张命欲翻。有药不辜但与服，能过七日便能安。

【注释】

①阳毒：病症名。阳毒者，谓邪气深重，或失汗，或失下，或误服热药，遂变成阳毒。其脉弦洪促数，其症面目俱赤、发斑如锦纹，心下结闷烦躁、咽痛，甚则狂言奔走，逾垣上屋。宜以升麻葛根汤、犀角地黄汤、大承气汤、黄连解毒汤详证治之。五日者可治。过六七日不可治矣。

【译文】

阳毒之为病，并不是由肌表向内脏传入于里，而是阳邪热毒，同时造成表里俱伤。阳毒攻击肌表，则出现面赤、烦乱而发斑点。阳毒向内攻击脏腑，则出现狂言妄语、下痢频多。当内外俱为阳毒所伤，若得汗出，则亢龙有悔，疾病应该会逐渐消退转好而向愈；若汗出后，疾病仍然没有痊愈，且出现口如鱼口张开，呼吸气粗，则表明机体正处在正不胜邪的危重阶段，生命危急，但是若阳病转变，不能够说会必死，加以一定的手段施救，如采用解毒化斑之剂，倘若能够延过七日，那么施救即会成功。熬过七日表明机体阳极而阴生，阴阳来复，故而可生。

【解析】

本篇大体概括了阳毒为病的一般致病特点及其临床施治的一般治疗准则。在此，列出与本文阳毒病机有差异的池氏关于阳毒治疗的论述，供学者参考借阅，扩展思路，以锻炼"举一反三""知常达变"的思维。阳证宜当应用汗法来治疗，譬如大汗出则邪气向里传入内脏，瘀热在机体内不得消散，从而导致烦躁、面赤发斑、狂言妄语、如见鬼神、下痢频多等此类危急证候。疾病向里传则不宜用汗法，又加上全身自汗，口如鱼口张开，若能够熬过七日，那么即是过经传变而阳热可退却，故而病人可有救。现代一般采用解毒化斑之剂治疗阳毒。

九、阴毒歌

【原文】

阴毒①伤寒身体重，背强眼痛不堪任。小腹急痛口青黑，

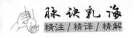

毒气冲心转不禁。

四肢厥冷唯思吐，咽喉不利脉细沉。若能速灸脐轮下，六日看过见喜深。

【注释】

①阴毒：病症名。症见面目发青、四肢厥冷、咽喉疼痛，以及身痛、身重、背强、短气、呕逆等。又背疽、脑疽、瘰疬、鹤膝风等之不红、不热、不痛、不肿者，亦称"阴毒"。王好古创阴毒六歌，阐释其症状及治疗："阴毒伤寒身体重，背强眼痛不堪任。小腹痛极口青黑，毒气冲心转不禁。四肢逆冷惟思吐，咽喉不利脉沉细。若能速灸脐轮下，六日看过见喜深。"

【译文】

阴毒伤寒者，并不是阴毒之气传经而入之阴，是阴毒之气，同时导致表里俱伤。当阴毒攻击机体肌表，则出现身重背强、眼痛、口青黑、四肢厥冷等症状。当阴毒攻入于机体内脏时，则会出现小腹疼痛、气逆冲心、欲吐而咽喉不利的临床表现。当机体内外均为阴毒之气所伤时，此时阴病已深，但当针刺、艾灸丹田用以回阳抑阴，而患者熬过六日时，则说明阴已极，病情得以控制，暂时不死；若熬到七日，则一阳来复，阴阳渐复，则有可以活下去的希望了。

【解析】

本篇大体概括了阴毒之为病的一般致病特点及其临床施治的一般治疗准则。按《活人书》云："阴毒脉疾，七至八至以上，疾不可数者，正是阴毒已深也。六脉沉细而疾，尺脉短小，寸口脉或大。若误服凉药，则渴转急。有此之证者，便急服辛热之药，一日或二日便安。若阴毒渐深，其候沉重，四肢逆冷，腹痛转甚，或咽喉不利，心下胀满结硬，燥渴虚汗不止，六脉俱沉细而疾，一息七至以来。有此证者，速于气海关元二穴灸三二百壮，以手足和暖为效，仍兼服正阳散。"又刘守真云："然既脉疾，七至八至以上疾不可数者，正是阳热极甚之脉也。世俗妄传阴毒诸证，以《素问》验之，皆阳热亢极之证，但热于内，在里极深，身表似其阴寒者也。"及夫《经》云："亢则害，承乃制也。谓五行之道，实甚则过，极则反，以克己者也，是谓兼化。如万物热极，而反出水液，以火炼金，热极而反化为水，是以火极，而反以水化也。"

十、杂病生死歌

【原文】

腹胀浮大是出厄[①]，虚小命殂须努力。下痢[②]微小却为生，

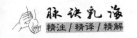

脉大浮洪无瘥日。

恍惚之病定癫狂③，其脉实牢保安吉。寸关尺奇沉细时，如此未闻人救得。

消渴④脉数大者活，虚小命殂厄难脱。水气⑤浮大得延生，沉细应当是死别。

霍乱⑥之候脉微迟，气少不语大难医。三部浮洪必救得，古今课定更无疑。

鼻衄⑦吐血⑧沉细宜，忽然浮大即濒危。病患脉健不用治，健人脉病号行尸。

心腹痛⑨脉沉细瘥，浮大弦长命必殂。顿痛短涩应须死，浮滑风痰必易除。

中风⑩口噤迟浮吉，急实大数三魂孤。鱼口⑪气粗难得瘥，面赤如妆不久居。

中风发直口吐沫，喷药闷乱起复苏。咽喉拽锯水鸡响，摇头上窜气长嘘。

病患头面青黑暗，汗透毛端恰似珠。眼小目瞪不须治，诈汗如油不可苏。

内实胀腹痛满盈，心下牢强干呕频。手足烦热脉沉细，大小便涩死多真。

外实内热吐相连，下清注谷转难安。忽然诊得脉洪大，莫费神功定不痊。

内外俱虚身冷寒，汗出如珠微呕烦。忽然手足脉厥逆，体不安宁必死拼。

上气⑫喘急候何宁，手足温暖净滑生。反得寒涩脉厥逆，必知归死命须倾。

咳⑬而尿血⑭羸瘦形，其脉疾大必难任。唾血之脉沉弱吉，忽若实大死来侵。

上气浮肿肩息频，浮滑之脉即相成。忽然微细难应救，神功用尽也无生。

中恶⑮腹胀紧细生，若得浮大命逡巡。金疮⑯血盛虚细活，急疾大数必危身。

凡脉尺寸紧数形，又似钗直吐转增。此患蛊毒⑰急需救，速求神药命应停。

中毒洪大脉应生，细微之脉必危倾。吐血但出不能止，命应难返没痊平。

【注释】

①出厄：指机体脉象浮大，处于阳气尚未消散太过以致正虚，且同时阴气未大量蓄积致邪实的"平衡"态，此时虽然机体还是阳证的表现，但阳气已快要消散。

②下痢：即痢疾，以痢下赤白脓血、腹痛、里急后重为临床特征。主要病因是外感时邪疫毒，内伤饮食不洁。病位在肠，与脾胃有密切关系。病机为湿热、疫毒、寒湿结于肠腑，气血壅滞，脂膜血络受损，化为脓血，大肠传导失司，发为痢疾。暴痢多实证，久痢多虚证。痢疾的治疗，以初痢宜通，久痢宜涩，热痢宜清，寒痢宜温，寒热虚实夹杂者宜通涩兼施、温清并用。对具传染性的细菌性痢疾和阿米巴痢疾，应重

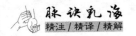

在预防，控制传染。

③癫狂：是一种精神失常疾病。系由七情内伤，饮食失节，禀赋不足，致痰气郁结，或痰火暴亢，使脏气不平，阴阳失调，闭塞心窍，神机逆乱。其病位在心，与肝胆、脾胃关系密切。癫病以精神抑郁，表情淡漠，沉默痴呆，语无伦次，静而多喜为特征，治以理气解郁，畅达气机为其大法；狂病以精神亢奋，狂躁不安，喧扰不宁，骂詈毁物，动而多怒为特征，降火豁痰以治其标，同时移情易性，不但是防病治病的需要，也是防止病情反复或发生意外的措施。

④消渴：泛指以多饮、多食、多尿、形体消瘦，或尿有甜味为特征的疾病。本病在《黄帝内经》中称为"消瘅"。口渴引饮为上消；善食易饥为中消；饮一溲一为下消，统称消渴（三消）。

⑤水气：即水气病，又称"水肿"，包括风水、皮水、正水、石水等。是指肺、脾、肾功能失调，三焦决渎失司，膀胱气化不利所导致的体内水液潴留，泛滥肌肤，引起的以头面、四肢、腹背乃至全身的浮肿，小便不利等为临床特征的一种病症。

⑥霍乱：古代的中医学把上吐下泻同时并作的病都包括在霍乱的范围内。因此，中医的霍乱既包括烈性传染病的"霍乱"，也包括一般夏秋间常见的急性胃肠炎。中医的霍乱分为两类：一是因其能将胃肠中病理性内容物吐泻而出的，叫"湿霍乱"；一是腹胀绞痛、烦躁闷乱、想吐吐不出，欲泻又泻不下的，叫"干霍乱"，或称"绞肠痧"。

⑦鼻衄：即鼻出血，凡血自鼻道外溢而非因外伤、倒经所致者，均可诊断为鼻衄。

⑧吐血：血由胃和食道而来，经口吐出，血色红或紫黯，常夹有

食物残渣，称为吐血，也称为呕血。常见于西医的消化性溃疡、慢性胃炎、肝硬化、胃癌等病所致的上消化道出血。

⑨心腹痛：指由于脏腑虚弱，风寒之邪客胃，胃气受伤，气机壅滞，上冲于心，则心痛，下攻于腹，则腹痛，上下相攻，故心腹痛。

⑩中风：中医病名，又名"卒中"。有外风和内风之分，外风因感受外邪（风邪）所致；内风属内伤病证，又称脑卒中、卒中等。现代一般称中风，多指内伤病证的类中风，多因阴阳失调，气血逆乱，上犯于脑所引起的以突然昏仆、不省人事、半身不遂、口舌歪斜；或不经昏仆，口舌歪斜、舌謇不语，偏身麻木等为主要表现的一种病证。多见于中老年人，四季均可发病，但以冬春两季为发病高峰，具有起病急、变化快，如风邪善行数变的特点。

⑪鱼口：指人身之元气，不得归于丹田，奔越而上，故口如鱼口。

⑫上气：肺主气，当肺气虚实不调，或骤然风邪侵袭，脏腑不利，经络痞涩，气不宣和，称为上气。

⑬咳：此处指咯血，血由肺与气道而来，经口吐出，血色鲜红，常伴有泡沫痰液，称为咯血。

⑭尿血：即血随尿出，排尿时无疼痛。

⑮中恶：一指病名，又称客忤、卒忤。指感受秽毒或不正之气，突然厥逆，不省人事。《证治要诀·中恶》："中恶之证，因冒犯不正之气，忽然手足逆冷，肌肤粟起，头面青黑，精神不守；或错言妄语，牙紧口噤，或头旋晕倒，昏不知人。"一指经外穴名，在胸侧部，乳头外侧3寸处，约当第四肋间隙。主治腹痛，胸肋痛，肋间神经痛等。

⑯金疮：中医指刀箭等金属器械造成的伤口。若救治不当，可致感

染、中风发痉。

⑰蛊毒：指以神秘方式配制的巫化了的毒物。

【译文】

腹胀之证，有寒有热、有虚有实、有久有暴，病证不同，其治法各异。腹胀致病大体上都包含有以下的致病机制：机体阳气外虚，阴气内积。若脉象浮大，表明机体此时阳气尚没消散太过以致正虚，而同时阴气也没大量蓄积致邪实的较"平衡"态，虽然机体还是处于阳证的表现，但阳气已是快要消散了，此时阳病则疾病会好转向愈。若脉象虚小，则表明机体脾胃虚弱，气血生化无源，病位在内在里，然而诸里为阴，阴病则疾病难以快速向愈，会致死亡。

下痢为病，主要原因是外感时邪疫毒，内伤饮食不洁。虽然与脾肾密切相关，但其病位大肠，大肠属庚金。其病机为湿热、疫毒、寒湿结于肠腑，气血壅滞，脂膜血络受损，化为脓血，大肠传导失司，而发为痢疾。若脉象微小，则火犹不甚，而庚金无伤，主生。若脉象浮大而洪，则为丙火来克庚金，邪气炽盛，故而不能向愈。

癫狂之为病，狂病以精神亢奋、狂躁不安、喧扰不宁、骂詈毁物，动而多怒为特征；癫病以精神抑郁、表情淡漠、沉默痴呆、语无伦次、静而多喜为特征。若寸关尺三部阴阳俱盛，正气旺盛，则脉象坚牢，主生；若寸关尺三部阴阳俱衰，正气已衰，则脉象沉细，主死。

消渴之为病，病变脏腑主要在肺、胃、肾，其病机主要在于阴津亏损，燥热偏盛，而以阴虚为本，燥热为标，两者互为因果。若脉象数大，表明阳有余而阴不足，机体尚可补阴以配阳，主生；若脉象虚小，则阴阳俱亏，主死。经云：消渴脉数大者生，细小浮短者死；脉沉小者生，实坚大者死。

水气之为病，是由于肺、脾、肾功能失调，三焦决渎失司，膀胱气化不利而导致的体内水液潴留，泛滥肌肤，引起的以头面、四肢，腹背乃至全身浮肿，小便不利等为临床特征的一种病症。若脉象浮大，浮属风，大属火，风与火皆能耗水，加上浮大为阳，阳病易愈，主生。脉象若沉细，沉细为阴水，则水愈横流而土愈飘没，加上阴病难愈，故主死。《脉经》云："水病脉洪大可治，微细者不可治之。""水病胀闭，其脉浮大软者生，沉细虚小者死。""水病腹大如鼓，脉实者生，虚者死。"

霍乱之为病，是由于机体冷热不和，清浊相干，以致猝然心腹绞痛，而出现的以上吐下泻，甚则手足厥逆为临床特征的一种病证。若脉大、微细或脉来迟缓，或伴有少气，口不欲言者，都很难医治。若脉象浮洪，则定可成功施治。

鼻衄、吐血之为病，皆是失血之证，血既去，则脉象应沉细无力。今反见脉浮大，浮大属火，乃火逼血而错经妄行，病情凶险。病者脉象正常的称为"内虚"，康健之人脉象不正常成为"行尸"，二者均可不用治疗。

心腹绞痛之为病，是由于脏腑虚弱，风寒之邪客胃，胃气受伤，气机壅滞，上下相攻所致的心痛和腹痛并见的一种病证。若脉象沉细，可以痊愈；若脉象浮大弦长，则必死。

头为诸阳之会，头痛的病因繁多，若脉象短涩，属于阴脉，则必死；若脉象浮滑，浮代表风邪，滑代表痰饮，则通过驱逐风痰，头痛即可自愈。

中风之为病，是由于阴阳失调，气血逆乱，上犯于脑而引起的以突然昏仆、不省人事、半身不遂、肢体麻木、舌謇不语、口舌歪斜、偏身麻木等为主要表现的脑神疾病。若风邪为病，口噤不开，且脉象浮迟者，预后较佳；若脉象疾实大数，则表示风火炽盛，已中脏入里，病情凶险。若病患口如鱼口，不能复闭，且呼吸气粗，则病情很难好转；若虚阳上越，面赤如妆，则疾病已成危候。若头发焦枯梗直，且口吐涎沫，闷乱而药不下咽，喷吐于外，岂可望有苏醒之期。若风痰壅塞气道，气路室碍而作水鸡声，或风火相煽而摇头上窜，气长嘘出多入少，这都属于真元散失的证候。若患者头面部呈现青黑色，并且惨黯，则表示肝肾功能已经衰竭。若患者六阳气均已经衰竭，阴阳相离，则腠理大泄，汗出大如贯珠，转出不流。若患者眼小瞳孔散大，可不需治疗；若患者汗出外泄如油，滑而不流，则说明阴阳相离，属于中风的死候，患者必死。

腹痛胀满之证，多见于脏腑气机不利、经脉失养，若胃脘部频频作呕，五心烦热，大小便干涩，脉象沉细，属于阴脉见于阳证者，表明脏腑功能衰竭，患者必死。若表实无汗，热气不得外泄而内迫于肠胃，出现呕吐频作、下利清谷，脉象洪大，则疾病很难痊愈。

厥证之为病，若机体内外俱虚，阴盛阳衰，则可见肢体寒冷，汗出如珠而不流；若突然出现四肢逆冷，则患者已处于濒死边缘。患者肺气虚实不调，气不宣和，喘息气促，若手足温暖，滑脉，则生；若手足寒冷，脉涩小，则必死无疑。

咯血、尿血之为病，皆是血证，心主血，与小肠相表里，当心火乘肺则咯血，传于小肠则尿血。咯血、尿血并见，则身体羸瘦，若脉象疾大，心火愈加炽盛，咯血及尿血量均增多，则生还的希望很小；若脉象沉弱，则生；脉象实大，则死。肺气主病，多由于外邪侵袭肺脏，肌腠闭密，肺气内壅，和津液相并，合而瘀滞于体内，可见上气而身肿，且呼吸急促。若脉象浮滑，浮为风，滑为痰，表明机体风痰上攻，壅塞气道，那么祛除风痰，则上气可以自行缓解。若脉象微细，则元阳之气衰于下，无根之气逆于上，则必死。

中恶之为病，多见于感受秽毒或不正之气，所导致的精神衰弱、猝然心腹刺痛、闷乱犹死的一种病证。中恶至腹大而满，表明邪已在里，若脉象紧细而微，说明秽毒之气不严重，主生；若脉象紧大而浮，主死。中恶至吐血数升，表明阴血已伤，邪气循窍而出，若脉象沉细则阴液大伤，脉数则秽毒之气仍存机体，故脉象见沉细数，主死；若脉象急疾大数，表明邪气已出，机体没有任何残留不正之气，主生。

金疮之为病，若刀刃所伤之疮血出太多，脉象虚细，主生；若脉象急疾数大，提示热迫血行，主死。

蛊毒为病，急需立即施救，快速服用神药以挽救性命。若三部脉坚而数，如钗直转索，表明肝旺而脾衰，则蛊毒病必死；若脉象数而软，则蛊毒病可治愈。

凡中毒者，其脉若洪大，表明毒在肠胃，其毒尚缓，或吐或下可缓解，则提示本人元气尚能胜毒，为生脉；若脉象沉细，则提示本人元气不能胜毒，为危脉。若中毒后吐血不止，表明毒邪直犯心君，则不论脉象怎样，均判定为必死之脉。心为君，其主血脉，毒虽中而未见血，则矣。若吐血不止，则其必死矣。

【解析】

辨证论治是中医学的理论精髓，本篇从宏观上论述了腹胀、痢疾、癫狂、消渴、水肿、霍乱、厥证、鼻衄、吐血、咯血、尿血、心腹痛、中风、金疮、蛊毒等 19 个中医内外科杂病的辨证，先论临床典型表现，后论不同脉象下疾病的生死预后情况，突出脉诊体系的重要性，以脉象变化为纲领，以疾病生死预后情况为目的综述杂病的具体辨证。

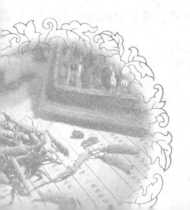

第五章　诊妇人小儿脉

　　夫大医之体，欲得澄神内视，望之俨然。宽裕汪汪，不皎不昧。省病诊疾，至意深心。详察形候，纤毫勿失。处判针药，无得参差。虽曰病宜速救，要须临事不惑。惟当审谛覃思，不得于性命之上，率尔自逞俊快，邀射名誉，甚不仁矣。又到病家，纵绮罗满目，勿左右顾盼；丝竹凑耳，无得似有所娱；珍馐迭荐，食如无味；醽醁兼陈，看有若无。所以尔者，夫一人向隅，满堂不乐，而况病人苦楚，不离斯须，而医者安然欢娱，傲然自得，兹乃人神之所共耻，至人之所不为，斯盖医之本意也。

　　老君曰：人行阳德，人自报之；人行阴德，鬼神报之。人行阳恶，人自报之；人行阴恶，鬼神害之。寻此二途，阴阳报施岂诬也哉。所以医人不得恃己所长，专心经略财物，但作救苦之心，于冥运道中，自感多福者耳。又不得以彼富贵，处以珍贵之药，令彼难求，自炫功能，谅非忠恕之道。志存救济，故亦曲碎论之，学者不可耻言之鄙俚也。

唐·孙思邈《大医精诚》

一、察色观病生死候歌

【原文】

欲愈之病目眦黄，眼胞忽陷定知亡。耳目口鼻黑色起，入口十死七难①当。

面黄目青酒乱频，邪气在胃丧其身。面黑目白命门取，困极八日死来侵。

面色忽然望之青，进之如黑卒难当。面赤目白忧息气，待过十日定存亡。

面赤目青众恶伤，荣卫不通立须亡。黄黑白色起入目，更兼口鼻有灾殃。

面青目黄中时死，余候须看两日强。目无精光齿龈黑，面白目黑亦灾殃。

口如鱼口不能闭，气出不返命飞阳。肩息②直视及唇焦，面肿苍黑也难逃。

妄言错乱及不语，尸臭元知寿不高。人中尽满兼唇青，三日须知命必倾。

两颊颧赤人病久，口张气直命难存。足跌趾肿膝如斗，十日须知难保守。

项筋舒直定知殂，掌内无文也不久。唇青体冷反遗尿，背

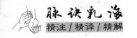

面饮食四日期。

手足爪甲皆青黑，能过八日定难医。脊痛腰重反复难，此是骨绝③五日看。

体重溺赤时不止，肉绝④六日便高拼。手足甲青呼骂多，筋色九日定难过。

发直如麻半日死，寻衣语死十知么。

【注释】

①十死七难：指秽恶之气从外而入于口内，犯及心主，必死，十人至少有七人死亡。此处为虚数，代指死亡比率大。

②肩息：证名，指抬肩以助呼吸之状，多见于严重呼吸困难者。《素问·通评虚实论》："喘鸣肩息者，脉实大也，缓则生，急则死。"哮喘病发作时亦可见本证。

③骨绝：即病证名，为骨髓困枯败绝的病证。证见腰脊痛，不可转侧；发无光泽，足膝后平，齿黄而落等。《备急千金要方·肾脏》："扁鹊云：骨绝不治，痛而切痛，伸缩不得，十日死。骨应足少阴，少阴气绝，则骨枯，发无泽，骨先死矣。"《中藏经·卷中》："骨绝。腰脊痛，肾中重，不可反侧，足膝后平者，五日死。"《杂病源流犀烛·身形门》："迫至骨绝，齿必黄落。"

④肉绝：病名，为肌肉羸弱败绝的疾患。《脉经·诊五脏六腑气绝证候》："病人肉绝，六日死。"《备急千金要方·脾脏》："扁鹊云：'肉绝不治，五日死。何以知之？皮肤不通，外不得泄。凡肉应足太阴，太阴气绝则脉不营其肌肉，唇反者气尽，则肉先死。'"

【译文】

目内属于胃，若病人目内色黄，说明疾病要痊愈，主生；若眼胞凹陷，为死候，主死。若耳、目、口、鼻任一处见色黑，提示秽浊之气必从该处侵犯及口，主死。面色黄而目青，这是由于病人饮酒当风，使胃经受到风邪的侵袭，胆气不顺行而妄泄所致，主死。若面色黑而目白，八日死，这是肾气内伤，病因留滞发展所致。若面色远看像青色，而近看像黑色，青属肝，黑属水，水干木枯，提示肝肾皆绝，故泄其气于外，为将死之候，主死。若面色赤而目色白，十日死，这是由于病人忧郁忿怒思虑，致心气内尽，浮阳外露，所以面色反好，这是病人将死的危候。若面色赤而目色青，面赤为火，目青为木，木火色同时并见，则风热伤于五脏六腑，脏腑受损，血气衰微，导致肌肉不滑，营卫之道涩而不通，故必即刻死。若面色赤而目色青，面赤为火，目青为木，木火色同时并见，风热伤于五脏六腑，脏腑受伤，血气衰微，肌肉不滑，营卫之道涩而不通，必然即刻就死。若面色黄白黑三色，或入于目，或入于口，或入于鼻，为病气从外入内之征象，主死。中时即午时，午时属火，若面色青目色黄，到午时木得火而不畏金，致木势愈盛，肝木克脾土，则土绝即死，其具体死生情况依据邪气最近二日旺盛的表现来断定。病人眼睛无精神光彩，牙齿色黑，属于难治的死候。面白主少血，目黑主肾虚，若面色白而目色黑，则肾虚血少，必死。口为脾之窍，口如鱼口，表明脾气已绝；心与肺主呼出，肾与肝主吸入，由于呼因阳出，吸随阴入，故可见肝肾衰败，而仅见有心肺未绝，所以为呼吸有出无入，必死。面为心之候，唇焦，为心热，黑为肾之色，若病人出现肩息肺绝、直视肝绝、唇焦脾绝、面肿心绝以及苍黑肾绝，必死。心脾肾三经之脉，皆循喉咙夹舌本，若病人神妄失守，心脾肾三经之脉，不能上通于舌，临床可见于妄言错乱，甚或不能言语，死必，心脏先败坏而致秽恶之气外泄，可见尸臭。人中属脾土，青色属肝木，若人中满而唇色青，土受木克，三日后便可探知其命数。颧面脸颊，均属心火，若久病而两颊及颧部现赤色，表明精神外泄，口张气直，则提示脾肺已绝，故必死。病人足跌以上肿，两膝肿得像米斗一样，十日死。病人督脉已绝则项筋舒展，脉绝则手掌肿到没有手纹，主死。真气欲绝可见唇青体冷，膀胱不藏可致遗尿不禁，神去不守可致背面饮食，人之神气生于肝，故神不守则肝绝，四日必死。肝在体合筋，其华在爪，其色在青；黑色属肾，肝肾均衰败，则水不能生木，故手足爪甲皆青黑，八日必死。脊为脾之候，腰为肾之府，脾属土，肾属水，土克水，则骨绝，五日死。体重肉绝在脾，溺出不止在肾，土克水，六日必死。手足爪甲色青而呼骂频见，为筋绝，九日必死。头发硬直干枯像麻绳一样，循衣摸床，胡妄谵语，为肺气绝，当是肾衰水涸，不能上荣于目，致目虚眩，视物不真，故神不守舍，见于心绝，则致循衣语死，十日死。

【解析】

本章内容旨在介绍察色观病判别生死的具体临床生死证候特征。目黄，主生；眼胞凹陷，主死；耳目口鼻任一处色黑，主死；面色黄而目青，主死；面色黑而目白，八日死；面色远看像青色，而近看像黑色，主死；面色赤而目色白，十日死；面色赤而目色青，必死；面色赤而目色青，必死；面色为黄白黑三色，或入于目口鼻，必死；眼睛无精神光彩，牙齿色黑，难治；面色白而目色黑，必死；口如鱼口，气出难返，必死；肩息直视，唇焦面肿苍黑，必死；人中满而唇色青，三日后判定死生；两颊及颧部色赤，必死；足跗以上肿，两膝肿得像米斗样，十日死；项筋舒展，脉绝则手掌肿到没有手纹，主死；唇青体冷，遗尿不禁，四日死；手足爪甲皆青黑，八日死；骨绝，五日死；肉绝，溺出不止，六日死；筋绝，九日死；发硬直干枯像麻绳，循衣语死，十日死。

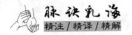

二、五脏察色歌

（一）肝脏歌

【原文】

面肿苍黑舌卷青，四肢力乏眼如盲。泣下不止是肝绝，八日应当命必倾。

【译文】

肝在色为青，足厥阴肝经络舌本，肝为肾之子，肾主黑色，肝在体合筋，开窍于目，在液为泪，肝绝证时，子病见母色，而见舌卷青，面肿苍黑；肝血亏虚，筋脉及双目不得濡养，可见四肢乏力，视物不清；肝气不足，肝失疏泄，则见泪出不止；金能克木，金旺伐木太过，木气绝，故肝绝死于金旺之日，即八日死。

（二）心脏歌

【原文】

面黧肩息直视看，又兼掌肿没纹斑。狂言乱语身闷热，一

146

日之内到冥间。

【译文】

面色黧黑，呼吸困难，张口抬肩，不能直视，四肢掌肿伴掌纹消失，乃心气绝的证候特征，心属火，火扰心神，而致神志狂乱，甚或胡言乱语，心主血脉，心气绝，则脉道不通，血不行则死，故心绝者，一日死。

（三）脾脏歌

【原文】

脐跌肿满面浮黄，泄利不觉污衣裳。肌肉粗涩兼唇反，一十二日内灾殃。

【译文】

脾主运化，主统血，在体合肉，主四肢，在窍为口，其华在唇，在色为黄，脾气绝，则脾失运化，故见腹水、足跗肿胀、面肿色黄、泻下不止，口唇及肌肉失去荣养，则肉满唇反，肌肉粗涩，故脾绝为患，十二日死。

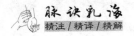

（四）肺脏歌

【原文】

口鼻气出不复回，唇反无纹黑似煤。皮毛焦干爪枯折，途程三日定知灾。

【译文】

肺主皮毛，开窍于鼻，火克肺金，脾土不能生金，金不能生水，则肺气绝，表现为呼吸困难，呼多吸少，唇焦黑似煤炭，肺气不通，肝脾不连，皮毛焦黑干燥，爪甲枯折等，故肺绝为患，三日死。

（五）肾脏歌

面黑齿痛目如盲，自汗如水腰折频。皮肉濡结发无泽，四日应当命不存。

【译文】

肾藏精，在体合骨，生髓，其华在发，齿为骨之余，发为血之余，在色为黑，腰为肾之府，肾气绝，则肾精亏虚，不能生髓濡养，骨肉不能相连，可见面黑齿痛，视物昏花，自汗不止，发失润泽，故肾绝为患，四日死。

【解析】

五脏察色歌主要论述了心肝脾肺肾等五脏出现绝证时的证候表现，及其死亡的具体日期。肝绝，八日死；心绝，一日死；脾绝，十二日死；肺绝，三日死；肾绝，四日死。

三、诊妇人脉

（一）诊妇人有妊歌

【原文】

肝为血兮肺为气，血为荣兮气为卫。阴阳配偶不参差，两脏通和皆类例。

血衰气旺定无娠，血旺气衰应有体。寸微关滑尺带数，流利往来并雀啄[①]。

小儿之脉已见形，数月怀耽犹未觉。左疾为男右为女，流利相通速来去。

两手关脉大相应，已形亦在前通语。左手带纵[②]两个男，右手带横[③]一双女。

左手脉逆[④]生三男，右手脉顺[⑤]产三女。寸关尺部皆相应，一男一女分形证。

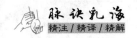

有时子死母身存，或即母亡存子命。往来三部通流利，滑数相参皆替替。

阳实阴虚脉得明，遍满胸膛皆逆气[6]。左手太阳浮大男，右手太阴沉细女。

诸阳为男诸阴女，指下分明须记取。三部沉正等无疑，尺内不止真胎妇。

夫乘妻兮纵气雾，妻乘夫兮横气助。子乘母兮逆气参，母乘子兮顺气护。

小儿日足胎成聚，身热脉乱无所苦。汗出不食吐逆时，精神架构其中住。

滑疾不散胎三月，但疾不散五月母。弦紧牢强滑者安，沉细而微归泉路。

【注释】

①雀啄：即雀啄脉，此处为妇人妊娠的生理性脉象。

②纵：指夫行乘妻，水行乘火，金行乘木，为鬼贼脉，名曰纵。

③横：指妻行乘夫，火行乘水，木行乘金，即所胜脉，名曰横。

④逆：逆者，子乘母也，是水行乘金，火行乘木，即己生之脉，名曰逆。

⑤顺：顺者，母乘子也，是金行乘水，木行乘火，即生己之脉，名曰顺。

⑥逆气：病证名，为冲逆之气。《素问·逆调论》："人有逆气，不得卧而息有音者，有不得卧而息无音者。"《素问·骨空论》："冲脉为病，逆气里急。"

【译文】

　　肝藏血为荣，属阴；肺主气为卫，属阳。阴阳配偶者，是夫妇匹配，偶合媾精，乃有子。若血少气盛则无娠孕，若血盛气少则有孕。寸脉微，关脉滑，尺脉带数以及流利的雀啄脉，均是经脉闭塞不行而成胎的脉象。以上的脉象，均是血多气少之脉，是怀小儿之脉。左手脉疾为怀男，右手脉疾为怀女。两脉流行滑利相通，疾速来去，或两手关脉洪大相应，是其胎已有形状的征象。纵者，夫行乘妻，水行乘火，金行乘木，即为鬼贼脉也，称之为纵。若见于左手则怀两男。横者，妻行乘夫，火行乘水，木行乘金，即为所胜之脉，称之为横。若其见于右手，则怀两女。逆者，子乘母，水行乘金，火行乘木，即为已生之脉，称之为逆。若其见于左手，则怀三男。顺者，母乘子，金行乘水，木行乘火，即为生己之脉，称之为顺。若见于右手，则怀三女。若寸关尺三部脉的大小迟疾均相应者，是怀一男一女的形证之脉。若寸关尺三部脉均通行流利，滑数有力，均为阳实阴虚之脉，主妊娠妇女逆气遍满胸膛而不顺的证候。左手寸口太阳脉浮大则生男，右手寸口太阴脉沉细为生女。诸阳脉，即大疾数滑实之类，当怀男；诸阴脉，即沉细之类，当怀女。若寸关尺三部脉均轻取、重按皆有，举按无断绝，且尺中肾脉举按不止的，为已真的怀胎。逆者，子乘母，水行乘金，火行乘木，即已生之脉。逆气参，即子气犯母气相乘。顺者，母乘子，金行乘水，木行乘火，即生己之脉，是母

气乘于子气为顺，即气相护卫。妇人怀胎，均须纵横逆顺四气
来荣养，则胎方能成形。妇人怀小儿五个月，是以数足胎成就
而结聚的。必见妇人身体壮热，脉息燥乱，并非为病苦之证，
而是说明五月胎已成。妊娠怀胎，是受五行精气以成形，禀二
经以荣其母，怀妊至五月，其胎虽成，而其气未备，因此胎气
未安，上冲心胸，表现为汗出不食、吐逆，称之为恶阻，此时
较偏食酸辛之味来调理胎气。妇人初次怀胎，一月受水之气，
二月受火之气，三月则受木之气，精神结备，胞胎住在其中，
气机调和可以滋养子气，子气亦可以滋润母气，此二气相互荣
润，则胞胎安住其内。妊娠三月，脉见滑疾流利为少气多血，
不散为血气盛，则开始聚结为胎；若妊娠五个月，则脉象疾数
而不散。孕妇之脉，宜弦紧牢强滑利为安吉之脉；若沉细而
微，是脉与形不相应，为死脉。

【解析】

本章主要论述妇人妊娠期间的脉象特征，包括如何辨别怀
胎与否、生男还是生女的脉象，此外，还提及了妊娠妇女怀胎
初期情况安全与否的脉象辨析。

（二）妊娠胎漏歌

【原文】

血下如同月水来，漏①极胞干主杀胎。亦损妊母须忧虑，

争取神丹救得回。

【注释】

①漏：即"胎漏"，指妊娠期间出现的阴道少量出血，时出时止，或淋漓不断，而无腰酸、腹痛、小腹下坠者，称为"胎漏"，亦称"胞漏"或"漏胎"。胎漏多发生在妊娠早期，西医称之为"先兆流产"。

【译文】

妊娠早期，由于冲任亏虚，不能约制太阳少阴之经血，出现阴道少量出血，时出时止，或淋漓不断，而无腰酸、腹痛、小腹下坠的症状，称之为"胎漏"。冲任二脉，为经脉之海，皆起于胞中。若血漏甚，则不仅胎干必死，母体也很危险。因此，应当迅速对症治疗。

【解析】

胎漏是指妊娠之后，阴道不时少量出血，点滴不止，或时有时无而不伴有小腹疼痛者而言。胎漏是妊娠期间最常见的出血疾患之一，也是妊娠出血疾病中最早出现的病证，若下血不止，常可导致胎动不安、胎死母腹、堕胎、小产等病证，亦可引起胎儿畸形的发生。《本草纲目》说："下血不止，血尽子死。"因此，重视胎漏的诊治，是预防堕胎、小产的关键，亦是优生的重要措施。

胎漏的诊断要点有三：首先，必须明确妊娠之诊断。第

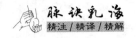

二，胎漏之下血，乃非时而下，量少是其特点。常常表现为时下时止，或淋漓不断，色淡红。或呈咖啡色，或如黄豆汁，或呈红色。第三，要详询其腹痛之有无。《医宗金鉴·妇科心法要诀》明确指出："孕妇无故下血，或下黄豆汁而腹不痛，谓之胎漏。"若下血而有腹痛者，不可诊断为本病，此为胎漏诊断之要诀，不可不察。

胎漏病的转归为：经过有效的治疗、血止之后，妊娠得以正常进行，终成正产。若久漏不止，其变化多端，如漏下不已，继而出现小腹疼痛，腰痛时，则成胎动不安之疾，久漏不止，胎失所养，常可造成胎死腹中；如果漏下不止，血量增剧，腰腹疼痛随之加重，则演变为胎堕难留，甚则胎堕、小产。

胎漏之为病，总因冲任不固，不能制约其经血以养胎元所致。《陈素庵妇科补解·胎前杂证门》曰："妊娠经血不时而下，名曰胎漏。盖冲任二经气虚，则胞内不能制其经血，故血不时下也。久则面黄肌瘦，胎渐瘦而不长。"然引起冲任不固之因繁多，临床兼证因之而异、因此，临证当审其寒热虚实之不同。

（三）妊娠心腹急痛歌

【原文】

心腹急痛①面目青，冷汗气绝命必倾。血下不止胎冲上，四肢冷闷定伤身。

【注释】

①心腹急痛：病证名，《诸病源候论》卷四十一："妊娠心腹痛者，或由腹内宿有冷疹，或新触风寒，皆因藏虚而致发动，邪正相击，而并于气，随气下上，上冲于心则心痛，下攻于腹则腹痛，故令心腹痛也。"此症若不早治，则冲击胞络而导致胎动。素有宿冷者，发病急而痛如刀刺，方用川芎散；冲击胞络腹痛者，宜当归芍药汤。

【译文】

妊娠心腹忽然急痛，为血干胎损，动胎之所致，若面目色青、冷汗淋漓、几欲昏厥，则提示心脾气血两虚，必死。若血下不止，则胎随气上而上冲心腹，心腹暖则胎或有可救，若以手按之，胎不动，再加上心腹冷闷，则胎已死腹中。

【解析】

妊娠心腹痛，是指多由于腹内宿有冷痰，或新触风寒，邪正相击，而并于气，随气下上，上冲于心则心痛，下攻于腹则腹痛，上下混攻则心腹俱痛。妊娠而痛，正邪二气，交击于内，若不时有不适者。其痛冲胞络，必致动胎，甚则流产。

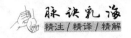
（四）妊娠倒仆损伤歌

【原文】

堕胎②倒仆举重轻，致胎死在腹中居。已损未出血不止，冲心闷痛母魂孤。

【注释】

①堕胎：指妊娠未足而流产，一般指妊娠三个月以内胎儿还未成形时堕下。在三个月以上，胎儿已经成形的，称为"小产"或"半产"。若连续堕胎或小产超过三次以上的，称为"滑胎"。在未经堕胎、小产之前，一般先有胎动不安，点滴出血，腹部隐痛等症状，应及早防治；堕胎、小产后，如没有明显症状的，可按一般产后调理。若堕胎、小产后下血不止，甚至昏晕，面色㿠白的，多为冲任损伤，气不摄血；若阴道下血淋漓不止，多为瘀血残留；若"恶露"很少而小腹硬痛拒按的，多为血凝不行。

【译文】

或因跌仆，或举重轻，以致胎损腹中，血下过多而不止，则血干胎死腹中。若胎愈枯燥，不能得出，则冲心闷痛，其母亦难继续生存。

【解析】

妊娠僵仆，是胎上抢心下血的证候，称之为行动倒仆，或从高堕下，伤损胞络，致血下动胎；若血伤逆气者，则胎随气上抢心，致死生之候。若母体舌色青，则儿死母活；若母体唇口无沫，则儿生；若母体唇色青而涎沫出，为母子俱死；若母体唇口色赤而舌色青，为母死儿活；若血下不止，胞燥胎枯，则胎死。

（五）产难生死候歌

【原文】

欲产之妇脉离经，沉细而滑也同名。夜半觉痛应分诞，来朝日午定知生。

身重体寒热又频，舌下之脉黑复青。及舌上冷子当死，腹中须遗母归冥。

面赤舌青①细寻看，母活子死定应难。唇口俱青沫又出，母子俱死总高判。

面青舌青沫出频，母死子活定知真。不信若能看应验，始知贤哲不虚陈。

【注释】

①舌青：当为"舌赤"，此处"青"可能为误写。

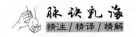

【译文】

妇人欲生,可见离经之脉,若脉象沉细而滑,亦同名为欲产之脉。若妇人夜半觉痛,则知来朝日午当生。大凡妊妇临月之时,但觉其身体沉重,若无他病,表示气血和畅,母子俱安;若寒热频作,舌下肾脉色青黑,为阴阳两虚,母气虚脱,无以荣养其胎,则子死;舌候子,舌冷而至反厥,则子必死,子既死而又不得出,则遗于母腹中,母亦必死。若面青舌赤,则母活子死;若母唇口青,两边沫出,为母子俱死。若是不相信这些推断,可以自己去临床验证,就知道到先贤哲人是没有胡乱发表言论的。

【解析】

本段内容旨在论述预产妇人在面临生产时,不同的面色所反映的直观生死证候。

(六) 新产生死候歌

【原文】

新产之脉缓滑吉,实大弦急死来侵。若得重沉小者吉,忽若牢强命不停。

寸口涩疾不调死,沉细附骨不绝生。审看此候分明记,常须念此向心经。

【译文】

妊娠妇女即将临产，其脉象缓滑，为大吉之兆；若脉象实大弦急，则为凶兆，主死。若脉象沉微，为吉兆，主生；若脉象坚硬而牢实，为死候，主死；若寸脉涩疾不调，主死；若跗骨脉象沉细而往来不绝，主生。细细审看分辨证候，可常将口诀牢记于心。

【解析】

本段内容旨在论述新产妇人不同脉象所体现的不同生死证候。

（七）妊娠伤寒歌

【原文】

伤寒头痛连百节，气急冲心溺如血。上生斑点赤黑时，壮热不止致胎灭。

呕逆不止心烦热，腰背俱强胎痛裂。六七日来热腹中，小便不通大便结。

【译文】

妇女妊娠而兼伤寒，轻则啬啬恶寒，翕翕发热，微咳鼻塞，数日可止；重则头痛体疼，憎寒壮热，经久不歇，亦伤胎。凡胎喜凉而恶热，故安胎之药，多用寒凉，黄芩薄荷之类。现伤寒为热病，而壮热不止，则胎不安，可致上逆冲心而气急，下溺赤而如血；热毒攻于阳明，则生赤黑斑点；内外俱为热毒所伤，则胎死。若热结于膀胱与小肠，则大小便不通。若大小肠俱为热所结，则心胸烦满，大小便不通；凡大小便不通，可致胃肠内热，胃气上逆，致干呕；若妊娠兼有腰痛，多为堕胎之象。若怀妊妇人伤寒为病，须仔细问询近六七日来二便的通利情况。

【解析】

本段内容旨在论述妇人妊娠兼伤寒为患时，不同的致病机制所呈现的胎象生死证候。

（八）产后伤寒歌

【原文】

产后因得热病临，脉细四肢暖者生。脉大忽然肢逆冷，须知其死莫留停。

【译文】

妇人产后感受风湿热邪气的侵袭而得病，若脉象细微，而四肢温暖，主生；若脉象偏大，而骤然肢体逆冷，主死。

【解析】

本段内容旨在介绍妇人新产之后感染伤寒不同脉象的临床生死证候各异。

四、诊小儿脉

（一）小儿生死候歌

【原文】

小儿乳后辄①呕逆，更兼脉乱无忧虑。弦急之时被风缠，脉缓即是不消乳。

紧数细快亦少苦，虚濡邪气惊风②助。痢下宣肠③急痛时，浮大之脉归泉路。

【注释】

①辄：指立即；就的意思。

②惊风：是小儿时期常见的一种急重病证，以临床出现抽搐、昏迷为主要特征。又称"惊厥"，俗名"抽风"。任何季节均可发生，一般以1～5岁的小儿为多见，年龄越小，发病率越高。其证情往往比较凶险，变化迅速，威胁小儿生命。西医学称小儿惊厥。其中伴有发热者，多为

感染性疾病所致，不伴有发热者，多为非感染性疾病所致，除常见的癫痫外，还有水及电解质紊乱、低血糖、药物中毒、食物中毒、遗传代谢性疾病、脑外伤、脑瘤等。

③宣肠：宣，即通；指疏导肠腑之法。

【译文】

小儿哺乳后，会出现呕吐、呃逆的表现，若同时兼见脉象紊乱，则不宜过于担忧，此为小儿变蒸，巢氏《诸病源候论》曰："小儿变蒸者。以长血气也。变者上气，蒸者体热。变蒸有轻重。其轻者体热而微惊。耳冷髋亦冷。上唇头白泡起如死鱼目珠。微汗出。近者五日而歇。远者八九日乃歇。其重者体壮热而脉乱。或汗或不汗。不欲食。食辄吐。无所苦也。"若小儿脉象弦急，表现为风邪之气侵袭；若脉来和缓，可提示小儿食积，胃中乳汁不化。若小儿脉象紧数细快，提示必有表邪。若脉象虚濡，为小儿正气不足，进而风邪之气来犯，发为惊风。小儿下痢之证里急腹痛用疏导肠腑之法，日久若见脉象浮大，则提示正气极虚，阳气虚浮，主死。

【解析】

本章主要列举了几个典型的小儿脉象，及其所代表的临床致病机制，旨在说明小儿脉诊的重要性。中医儿科学把小儿生理特点概括为"脏腑娇嫩、形气未充""生机旺盛、发育迅速"两个方面。"娇嫩"和"未充"都包含着不成熟、不完善、比较薄弱的意思。因此，小儿"脏腑娇嫩、形气未充"就代表着在小儿时期存在着五脏六腑、形体气血及其生理功能都没有发育成熟完善的特点。其中新生儿及乳幼儿表现就更为突出。例如，心主神明；小儿神志怯弱，表现为睡眠时间较长，容易疲乏，也容易兴奋，同时容易发生惊怯，如耳闻异声、目见异物则出现惊恐、胆怯。再有，小儿时期肺脏功能不足，卫外不固，肌肤柔嫩，腠理疏松，对外界适应能力较差，易被外邪侵袭。小儿脾胃薄弱，消化力差，因而腐熟水谷及运化水谷精微的功能都远不如成人。此外，1～3岁婴幼儿经常尿床，就是由于肾气不固，固摄能力较差所致。而且肾气常虚，骨质松软，如长时间卧位不正，常易形成头颅偏斜甚至影响生长发育。

通过以上诸方面可以了解到，小儿脏腑及其生理功能都处于发育不成熟的阶段，故古人也有称小儿为"稚阴稚阳"之体，也就是说，小儿犹如初生嫩芽，阴阳气血处于不充实，生长发育尚未成熟的阶段。对于小儿生理方面的这一特点，我国历代医家早就进行了许多观察，并在文献中作了记载。有的提到，"小儿五脏六腑成而未全……全而未壮"，有的提到"小儿骨气未成，形声未正"，也有的提到"稚阴未充，稚阳未长"等。小儿生理特点的另一方面，是小儿处于生长发育阶段，其生理机能、体格智慧，由不成熟、不完善逐渐向成熟、完善的方面迅速发展，年龄愈小的婴幼儿，其生长发育就愈快。故称其为"生机旺盛、发育迅速"。并被形容为"纯阳之体"，说明小儿时期，犹如春季一样，是万物向荣、蒸蒸日上的阶段，如旭日之东升，草木之方萌，日新月异。

中医儿科学对小儿生理特点的描述，既说明了小儿生理上存在不足的一面，即脏腑娇嫩机体柔弱，阴阳二者尚属不足，为稚阴稚阳之体；但又要看到另一特点是发育迅速，生机旺盛，时刻在向着成熟完善的方向发展。全面地掌握其生理特点，对于做好小儿保育工作和指导临床实践，都有重要的意义。因此，对于小儿病证，医者在临证之际，需细心体会，切中病机，截断病程，防生他变。

（二）小儿外证一十五候歌

【原文】

眼上赤脉，下贯瞳人①。囟门肿起，兼及作坑。鼻干黑燥，肚大青筋。目多直视，睹不转睛。指甲黑色，忽作鸦声。虚舌出口，啮齿咬人。鱼口气急，啼不作声。蛔虫既出，必是死形。用药速救，十（百）无一生。

【注释】

①瞳人：即瞳仁。《灵枢·大惑论》："骨之精为童子。"瞳人属肾，称为"水轮"，因肾属水，主骨生髓，骨之精为瞳仁。

【译文】

赤脉属心，瞳人属肾，若眼珠色赤，提示心火胜肾水，水干则不能生木，可致肾肝皆绝。热胜则肿，热极则陷，属心绝，故邪气攻冲，可见囟门肿起；热极津亏，则见囟门下陷。若鼻色干黑而燥，是火克金，属肺绝。若肚腹胀大而青筋暴露，为肝木克脾土，属脾绝。若热入于目，牵其筋脉，两目俱紧，不能转视，而直视，见于五脏俱绝。肝主藏血，其华在爪，舌为心之苗，若爪甲色黑，提示肝绝；若心气散，则出不得收，致鸦雀无声，属肺绝。肾主骨，齿为骨之余，虚则痒，实则痛，肾水虚竭，则无以荣养其齿，致齿痒、欲咬人，属心绝、肾绝。口为脾之窍，为肺所主，脾绝可见鱼口张而不合，肺绝则气急作喘，哭而无声。蛔虫生于脾胃之间，全赖谷气以为养，故胃绝而谷食不入，虫可自出。总结上文十五证而言，小儿若出现以上的证候，必死。

【解析】

本段内容主要罗列了小儿的十五种危重证候，包括心绝、肝绝、脾绝、肺绝、肾绝、脉绝、胃绝、肝肾皆绝及五脏绝等。

附 《脉诀乳海》歌诀

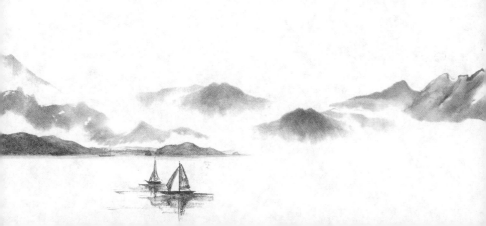

脉学概要

脉　赋

欲测疾兮死生，须详脉兮有灵。左辨心肝之理，右察脾肺之情。此为寸关所主，肾即两尺分并。三部五脏易识，七诊九候难明。昼夜循环，营卫须有定数。男女长幼，大小各有殊形。

复有节气不同，须知春夏秋冬。建寅卯月兮木旺，肝脉弦长以相从。当其巳午，心火而洪。脾属四季，迟缓为宗。申酉是金为肺，微浮短涩宜逢。月临亥子，是乃肾家之旺。得其沉细，各为平脉之容。既平脉之不衰，反见鬼兮命危。儿扶母兮瘥速，母抑子兮退迟。得妻不同一治，生死仍须各推。假令春得肺脉为鬼邪，得心脉乃是肝儿。肾为其母，脾则为妻。春得脾而莫疗，冬见心而不治。夏得肺以难瘥，秋得肝亦何疑。此乃论四时休旺之理，明五行相克之义。举一隅而为例，则三隅而可知。

按平弦而若紧，欲识涩而似微。浮芤其状相反，沉伏殊途同归。洪与实而形同仿佛，濡与弱而性带依稀。先辨此情，后论其理。更复通于药性，然后可以为医。既已明其三部，须知疾之所有。寸脉急而头痛，弦为心下之咎。紧是肚痛之征，缓即皮顽之候。微微冷入胸中，数数热居胃口。滑主壅多，涩而气少。胸连胁满，只为洪而莫非；胸引背疼，缘是沉而不谬。更过关中，浮缓不餐。紧牢气满，喘急难痊。弱以数兮胃热，弦以滑兮胃寒。微即心下胀满，沉兮膈上吞酸。涩即宜为虚视，沉乃须作实看。下重缘濡，女萎散疗之在急。水攻因伏，牵牛汤泻则令安。尔乃尺中脉滑，定知女经不调。男子遇此之候，必主小腹难消。为伏谷兮不化，微即肚痛无缪。弱缘胃热上壅，迟是寒于下焦。胃冷呕逆涩候，腹胀阴疝弦牢。紧则痛居其腹，沉乃疾在其腰。濡数浮芤，皆主小便赤涩。细详如此之候，何处能逃？若问女子何因，尺中不绝，胎脉方真。太阴洪而女孕，太阳大是男娠。或遇俱洪而当双产，此法推之其验若神。月数断之，各依其部。假令中冲若动，此乃将及九旬。

患者欲知要死，须详脉之动止。弹石劈劈而又急，解索散散而无聚。雀啄顿来而又往，屋漏将绝而复起。虾游莘莘而进退难寻，鱼跃澄澄而迟疑掉尾。嗟乎！遇此之候，定不能起。纵有丸丹，天命而已。复有困重沉沉，声音劣劣。寸关虽无，尺犹不绝。往来息均，踝中不歇。如此之流，何忧殒灭。经文具载，树无叶而有根。人困如斯，垂死乃当更治。

诊脉入式歌

左心小肠肝胆肾，右肺大肠脾胃命。女人反此背看之，尺脉第三同断病。心与小肠居左寸，肝胆同归左关定。肾居尺脉亦如之，用意调和审安静。肺与大肠居右寸，脾胃脉从关里认。命门还与肾脉同，用心仔细须寻趁。若诊他脉覆手取，要自看时仰手认。三部须教指下明，九候了然心里印。大肠共肺为传送，心与小肠为受盛。脾胃相通五谷消，膀胱肾合为津庆。三焦无状空为名，寄在胸中隔相应。肝胆同为津液府，能通眼目为清净。智者能调五脏和，自然察认诸家病。掌后高骨号为关，骨下关脉形宛然。以次推排名尺泽，三部还须仔细看。

关前为阳名寸口，关后为阴直下取。阳弦头痛定无疑，阴弦腹痛何方走。阳数即吐兼头痛，阴微即泻脐中吼。阳实应知面赤风，阴微盗汗劳兼有。阳实大滑应舌强，阴数脾热并口臭。阳微浮弱定心寒，阴滑食注脾家咎。关前关后辨阴阳，察病根源应不朽。

一息四至号平和，更加一至太无痾。三迟二败冷危困，六数七极热生多；八脱九死十归墓，十一十二绝魂瘥。三至为迟一二败，两息一至死非怪。迟冷数热古今传，难经越度分明载。热即生风冷生气，用心指下叮咛记。春弦夏洪秋似毛，冬石依经分节气。阿阿缓若春杨柳，此是脾家居四季。在意专心察细微。灵机应变通元记。浮芤滑实弦紧洪，七表还应是本宗。微沉缓涩迟并伏，濡弱相兼八里同。长短虚细促动结，代革同归九道中。血营气卫定息数，一万三千五百通。

论五脏脉

心 脏

心脏歌

心藏身之精，小肠为弟兄。象离随夏旺，属火向南生。

任物无纤巨，多谋最有灵。内行于血海，外应舌将荣。

七孔多聪慧，三毛上智英。反时忧不解，顺候脉洪惊。

液汗通皮润，声言爽气清。伏梁秋得积，如臂在脐萦。

顺视鸡冠色，凶看瘀血凝。诊时须审委，细察在叮咛。

实梦忧惊怪，虚翻烟火明。秤之十二两，大小与常平。

心脏见于三部歌

三部俱数心家热，舌上生疮唇破裂。

狂言满目见鬼神，饮水百杯终不歇。

心脉歌

心脉芤阳气作声，或时血痢吐交横。

溢关骨痛心烦躁，更兼头面赤骓骓。

大实由来面赤风，燥痛面色与心同。

微寒虚惕心寒热，急则肠中痛不通。

实大相兼并有滑，舌强心惊语话难。

单滑心热别无病，涩无心力不多言。

沉紧心中逆冷痛，弦时心急又心悬。

肝　脏

肝脏歌

肝脏应春阳，连枝胆共房。色青形象木，位列在东方。

含血荣于目，牵筋爪运将。逆时生恚怒，顺候脉弦长。

泣下为之液，声呼是本乡。味酸宜所纳，麻谷应随粮。

实梦山林树，虚看细草芒。积因肥气得，杯覆胁隅傍。

翠羽身将吉，颜同枯草殃。四斤余四两，七叶两分行。

肝脉见于三部歌

三部俱弦肝有余，目中疼痛若眩虚。

怒气满胸常欲叫，翳蒙童子泪如珠。

肝脉歌

肝软并弦本没邪，紧因筋急有些些。

细看浮大更兼实，赤痛昏昏似物遮。

溢关过寸口相应，目眩头重与筋疼。

芤时眼暗或吐血，四肢瘫痪不能行。

涩则缘虚血散之，肋胀胁满自应知。

滑因肝热连头目，紧实弦沉痃癖基。

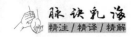

微弱浮散气作难，目暗生花不耐看。

盛浮筋弱身无力，遇此还须四体瘫。

肾 脏

肾脏歌

肾脏对分之，膀胱其合宜。旺冬身属水，位北定无欺。

两耳通为窍，三焦附在斯。味咸归藿豆，精志自相随。

沉滑当时本，浮摅厄在脾。色同乌羽吉，形似炭煤危。

冷即多成唾，焦烦水易亏。奔豚脐下积，究竟骨将痿。

实梦腰难解，虚行溺水湄。一斤余二两，胁下对相垂。

肾脉见于三部歌

三部俱迟肾藏寒，皮肤燥涩发毛干。

梦见神魂时入水，觉来情思即无欢。

肾脉歌

肾散腰间气，尿多涩滑并。其中有聚散，聚散且无凭。

实滑小便涩，淋痛涩骅骅。脉涩精频漏，恍惚梦魂多。

小肠疝气逐，梦里涉江河。实大膀胱热，小便难往通。

滑弦腰脚重，沉紧痛还同。单匀吉无病，浮紧耳应聋。

肺 脏

肺脏歌

肺脏最居先，大肠通道宣。兑为八卦地，金属五行牵。

皮与毛通应，魂将魄共连。鼻闻香臭辨，壅塞气相煎。

语过多成嗽，疮浮酒灌穿。猪膏凝者吉，枯骨命难全。

本积息奔患，乘春右肋边。顺时浮涩短，反即大洪弦。

实梦兵戈竞，虚行涉水田。三斤三两重，六叶散分悬。

肺脉见于三部歌

三部俱浮肺藏风，鼻中多水唾稠浓。

壮热恶寒皮肉痛，颡干双目泪酸疼。

肺脉歌

肺脉浮兼实，咽门燥又伤。大便难且涩，鼻内乏馨香。

实大相兼滑，毛焦涕唾黏。更和咽有燥，秋盛夏宜砭。

沉紧相兼滑，仍闻咳嗽声。微浮兼有散，肺脉本家形。

溢出胸中满，气滞大肠鸣。弦冷肠中结，芤暴痛无成。

沉细仍兼滑，因知是骨蒸。皮毛皆总涩，寒热两相承。

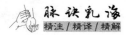

脾　脏

脾脏歌

脾脏象中坤，安和对胃门。旺时随四季，自与土为根。

磨谷能消食，荣身本在温。应唇通口气，连肉润肌臀。

形扁方三五，膏凝散半斤。顺时脉缓慢，失则气连吞。

实梦歌欢乐，虚争饮食分。湿多成五泄，肠响若雷奔。

痞气冬为积，皮黄四体昏。二斤十四两，三斗五升存。

脾脉见于三部歌

三部俱缓脾家热，口臭胃翻常呕逆。

齿肿龈宣注气缠，寒热时时少心力。

脾脉歌

脾脉实并浮，消中脾胃虚。口干饶饮水，多食亦肌虚。

单滑脾家热，口臭气多粗。涩即非多食，食不作肌肤。

微浮伤客热，来去作微疏。有紧脾家痛，仍兼筋急拘。

欲吐即不吐，忡忡未得苏。若弦肝气盛，妨食被机谋。

大实心中痛，如邪勿带符。溢关涎出口，风中见羁孤。

论七表八里九道脉

七表脉指法主病

浮 脉

浮者阳也，指下寻之不足，举之有余，再再寻之，状如太过，曰浮。主咳嗽气促，冷汗自出，背膊劳倦，夜卧不安。按之不足举之余，再再寻之指下浮。脏中积冷营中热，欲得生精用补虚。寸浮中风头热痛，关浮腹胀胃虚空。尺部见之风入肺。大肠干涩故难通。

芤 脉

芤者阳也，指下寻之，两头即有，中间全无，曰芤。主淋沥，气入小肠。指下寻之中且虚，邪风透入小肠居。患时淋沥兼疼痛，大作汤丸必自除。寸芤积血在胸中，关内逢芤肠里痛。尺部见之虚在肾，小便遗沥血凝脓。

滑 脉

滑者阳也，指下寻之，三关如珠动，按之即伏，不进不退，曰滑。主四肢困弊，脚手酸疼，小便赤涩。滑脉如珠号曰阳，腰间生气透前肠。胫酸只为生寒热，大泻三焦必得康。滑脉居寸多呕逆，关滑胃寒不下食。尺部见之脐似冰，饮水下焦

· 177 ·

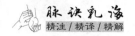

声沥沥。

实　脉

实者阳也，指下寻之不绝，举之有余，曰实。主伏阳在内，脾虚不食，四体劳倦。实脉寻之举有余，伏阳蒸内致脾虚。食少只缘生胃壅，温和汤药乃痊除。实脉关前胸热甚，当关切痛中焦恁。尺脉如绳应指来，腹胀小便都不禁。

弦　脉

弦者阳也，指下寻之不足，举之有余，状若筝弦，时时带数，曰弦。主劳风乏力，盗汗多出，手足酸疼，皮毛枯槁。弦脉为阳状若弦，四肢更被气相煎。三度解劳方始退，常须固济下丹田。寸部脉紧一条弦，胸中急痛状绳牵。关中有弦寒在胃，下焦停水满丹田。

紧　脉

紧者阳也，指下寻之，三关通度，按之有余，举之甚数，状若洪弦，曰紧。主风气，伏阳上冲，化为狂病。紧脉三关数又弦，上来风是正根元。忽然狂语人惊怕，不遇良医不得痊。

紧脉关前头里痛，当关切痛无能动。隐指寥寥入尺来，缴结绕脐常手捧。

洪　脉

洪者阳也，指下寻之极大，举之有余，曰洪。主头痛，四肢浮热，大肠不通，燥粪结涩，口干，遍身疼痛。洪脉根源本是阳，遇其季夏自然昌。若逢秋季及冬季，发汗通肠始得凉。洪脉关前热在胸，当关翻胃几千重。更向尺中还若是，小便赤涩脚酸疼。

八里脉指法主病

微　脉

微者阴也，指可寻之，往来甚微；再再寻之，若有若无，曰微。主败血不止，面色无光。

指下寻之有若无，溅之败血小肠居。崩中日久为白带，漏下时多骨木枯。微脉关前气上侵，当关郁结气排心。尺部见之脐下积，身寒饮水即呻吟。

沉　脉

沉者阴也，指下寻之似有，举之全无，缓度三关，状如烂绵，曰沉。主气胀两胁，手足时冷。按之似有举还无，气满三焦脏腑虚。冷热不调三部壅，通肠健胃始能除。寸脉沉兮胸有痰，当关气短痛难堪。若在尺中腰脚重，小便稠数色如泔。

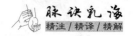

缓　脉

缓者阴也，指下寻之，往来迟缓，小于迟脉，曰缓。主四肢烦闷，气促不安。来往寻之状若迟，肾间生气耳鸣时。邪风积气冲背脑，脑后三针痛即移。缓脉关前搐项筋，当关气结腹难伸。尺上若逢癥结冷，夜间常梦鬼随人。

涩　脉

涩者阴也，指下寻之似有，举之全无，前虚后实，无复攻序，曰涩。主腹痛，女子有孕胎痛，无孕败血为病。涩脉如刀刮竹行，丈夫有此号伤精。妇人有孕胎中病，无孕须还败血成。涩脉关前胃气并，当关血散不能停。尺部如斯逢逆冷，体寒脐下作雷鸣。

迟　脉

迟者阴也，指下寻之，重手乃得隐隐，曰迟。主肾虚不安。迟脉人逢状且难，遇其季夏不得痊。神工诊得知时候，道是脾来水必干。寸口迟脉心上寒，当关腹痛饮浆难。流入尺中腰脚重，浓衣重覆也嫌单。

伏　脉

伏者阴也，指下寻之似有，呼吸定息全无。再再寻之，不离三关，曰伏。主毒气闭塞三关，四肢沉重，手足自冷。阴毒

伏脉切三焦，不动荣家气不调。不问春秋与冬夏，徐徐发汗始
能消。 积气胸中寸脉伏，当关肠癖常瞑目。尺部见之食不消，
坐卧非安还破腹。

濡 脉

濡者阴也，指下寻之似有，再再还来，按之依前却去，曰
濡。主少气，五心烦热，脑转耳鸣，下元极冷。按之似有举之
无，髓海丹田定已枯。四体骨蒸劳热甚，脏腑终传命必殂。

濡脉关前人足汗，当关少气精神散。尺部绵绵即恶寒，骨
与肉疏都不管。

弱 脉

弱者阴也，指下寻之，如烂绵相似。轻手乃得，重手稍
无，快快不前，曰弱。主气居于表，生产后客风面肿。三关快
快不能前，只为风邪与气连。少年得此须忧虑，老弱逢之病必
痊。关前弱脉阳道虚，关中有此气多疏。若在尺中阴气绝，酸
疼引变上皮肤。

九道脉指法主病

长 脉

长者阳也，指下寻之，三关如持竿之状，举之有余，曰
长；过于本位亦曰长。主浑身壮热，夜卧不安。长脉迢迢度三

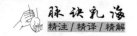

关，指下来时却又还。阳毒在脏三焦热，徐徐发汗始能安。

短 脉

短者阴也，指下寻之，不及本位，曰短。主四肢恶寒，腹中生气，宿食不消。短脉阴中有伏阳，气壅三焦不得昌。藏中宿食生寒气，大泻通肠必得康。

虚 脉

虚者阴也，指下寻之不足，举之亦然，曰虚。主少力多惊，心中恍惚，小儿惊风。恍惚心中多悸惊，三关定息脉难成。血虚脏腑生烦热，补益三焦便得宁。

促 脉

促者阳也，指下寻之极数，并居寸口，曰促。渐加则死，渐退则生。主聚积气痞，忧思所成。促脉前来已出关，常居寸口血成斑。忽然渐退人生也，若或加时命在天。

结 脉

结者阴也，指下寻之，或来或往，聚而却还，曰结。主四肢气闷，连痛时来。积气生于脾藏傍，大肠疼痛阵难当。渐知稍泻三焦火，莫谩多方立纪纲。

代　脉

代者阴也，指下寻之，动而复起，再再不能自还，曰代。主形容羸瘦，口不能言。代脉时时动若浮，再而复起似还无。三元正气随风去，魂魄冥冥何所拘。

牢　脉

牢者阴也，指下寻之即无，按之却有，曰牢。主骨间疼痛，气居于表。脉入皮肤辨息难，时时气促在胸前。只缘水火相刑克，若待痊除更问天。

动　脉

动者阴也，指下寻之似有，举之还无，再再寻之，不离其处，不往不来，曰动。主四体虚劳，崩中血痢。动脉根源气主阴，三关指下碍沉沉。血山一倒经年月，智士名医只可寻。

细　脉

细者阴也，指下寻之，细细似线，来往极微，曰细。主胫酸髓冷，乏力泄精。乏力无精胫里酸，形容憔悴发毛干。如逢冬季经霜月，不疗其疴必自痊。

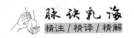

论脉诀合河图洛书

左右手诊脉歌

左右须候四时脉，四十五动为一息。

指下弦急洪紧时，便是有风兼热极。

忽然匿匿慢沉细，冷疾缠身兼患气。

贼脉频来问五行，屋漏雀啄终不治。

左手诊脉歌

左手寸口心脉歌

左手头指火之子，四十五动无他事。

三十一动忽然沉，顿饭忽来还复此。

春中诊得夏须忧，夏若得之秋绝体。

秋脉如斯又准前，冬若候之春必死。

左手中指肝脉歌

左手中指木相连，脉候须还来一息。

二十六动沉却来，肝脏有风兼热极。

三十九动涩匿匿，本藏及筋终绝塞。

一十九动便沉沉，肝绝未闻人救得。

左手尺部肾脉歌

左手肾脉指第三,四十五动无疾咎。

指下急急动弦时，便是热风之脉候。

忽然来往慢慢极，肾脏败时须且救。

此病多从冷变来，疗之开破千金口。

二十五动沉却来，肾绝医人无好手。

努力黄泉在眼前，纵活也应终不久。

右手诊脉歌

右手寸口肺脉歌

右手指头肺相连，四十五动无忧虑。

急极明知是中风，更看二十余七度。

忽然指下来往慢，肺冷莫言无大故。

一朝肺绝脉沉沉，染病卧床思此语。

十二动而又不来，咳嗽吐脓兼难补。

发直如麻只片时，扁鹊也应难救护。

右手中指脾脉歌

右手第二指连脾，四十五动无诸疑。

急动名为脾热极，食不能消定若斯。

欲知疾患多为冷，指下寻之慢极迟。

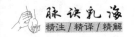

吐逆不定经旬日，胃气中心得几时。

右手尺部命门脉歌

右手命脉三指下，四十五动不须怕。

一十九动默沉沉，百死无生命绝也。

指下急急动如弦，肾脏有风尤莫治。

七动沉沉更不来，努力今朝应是死。

诊杂病生死候歌

五十不止身无病，数内有止皆知定。

四十一止一脏绝，却后四年多没命。

三十一止即三年，二十一止二年应。

十五一止一年殂。以下有止看暴病。

诊暴病歌

两动一止即三四，三动一止六七死。

四动一止即八朝，以此推排但依次。

形证相反歌

健人脉病号行尸，病患脉健亦如之。

长短瘦肥并如此，细心诊候有依稀。

诊四时五行相克歌

春得秋脉定知死，死在庚申辛酉里。

夏得冬脉亦如然，还于壬癸为期尔。

严冬诊得四季脉，戊己辰戌还是厄。

秋得夏脉亦同前，为缘丙丁相形克。

季月季夏得春脉，克在甲寅病应极。

直逢乙卯亦非良，此是五行相鬼贼。

诊四时虚实歌

春得冬脉只是虚，更兼补肾病自除。

若是夏脉缘心实，还应泻子自无虞。

夏秋冬脉皆如是，在前为实后为虚。

春中若得四季脉，不治多应病自除。

伤寒歌

伤寒热病同看脉，满子透关洪拍拍。

出至风门过太阳，一日之中见脱厄。

过关微有慢腾腾，直至伏时重候觅。

掌内迢迢散漫行，干瘥疼疔多不的。

大凡当日问程途，迟数洪微更消息。

热病须得脉浮洪，细小徒费用神功。

汗后脉静当便瘥，喘热脉乱命应终。

脉诀乳海
精注/精译/精解

阳毒歌

阳毒健乱四肢烦，面赤生花作点斑。

狂言妄语如神鬼，下利频多候不安。

汗出遍身应大瘥，鱼口开张命欲翻。

有药不辜但与服，能过七日便能安。

阴毒歌

阴毒伤寒身体重，背强眼痛不堪任。

小腹急痛口青黑，毒气冲心转不禁。

四肢厥冷惟思吐，咽喉不利脉细沉。

若能速灸脐轮下，六日看过见喜深。

杂病生死歌

腹胀浮大是出厄，虚小命殂须努力。

下痢微小却为生，脉大浮洪无瘥日。

恍惚之病定癫狂，其脉实牢保安吉。

寸关尺奇沉细时，如此未闻人救得。

消渴脉数大者活，虚小命殂厄难脱。

水气浮大得延生，沉细应当是死别。

霍乱之候脉微迟，气少不语大难医。

三部浮洪必救得，古今课定更无疑。

鼻衄吐血沉细宜，忽然浮大即濒危。

· 188 ·

病患脉健不用治，健人脉病号行尸。

心腹痛脉沉细瘥，浮大弦长命必殂。

顿痛短涩应须死，浮滑风痰必易除。

中风口噤迟浮吉，急实大数三魂孤。

鱼口气粗难得瘥，面赤如妆不久居。

中风发直口吐沫，喷药闷乱起复苏。

咽喉拽锯水鸡响，摇头上窜气长嘘。

病患头面青黑暗，汗透毛端恰似珠。

眼小目瞪不须治，诈汗如油不可苏。

内实胀腹痛满盈，心下牢强干呕频。

手足烦热脉沉细，大小便涩死多真。

外实内热吐相连，下清注谷转难安。

忽然诊得脉洪大，莫费神功定不瘥。

内外俱虚身冷寒，汗出如珠微呕烦。

忽然手足脉厥逆，体不安宁必死拼。

上气喘急候何宁，手足温暖净滑生。

反得寒涩脉厥逆，必知归死命须倾。

咳而尿血羸瘦形，其脉疾大必难任。

唾血之脉沉弱吉，忽若实大死来侵。

上气浮肿肩息频，浮滑之脉即相成。

忽然微细难应救，神功用尽也无生。

中恶腹胀紧细生，若得浮大命逡巡。

金疮血盛虚细活，急疾大数必危身。

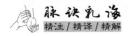

凡脉尺寸紧数形，又似钗直吐转增。

此患蛊毒急需救，速求神药命应停。

中毒洪大脉应生，细微之脉必危倾。

吐血但出不能止，命应难返没痊平。

诊妇人小儿脉

察色观病生死候歌

欲愈之病目眦黄，眼胞忽陷定知亡。

耳目口鼻黑色起，入口十死七难当。

面黄目青酒乱频，邪气在胃丧其身。

面黑目白命门取，困极八日死来侵。

面色忽然望之青，进之如黑卒难当。

面赤目白忧息气，待过十日定存亡。

面赤目青众恶伤，荣卫不通立须亡。

黄黑白色起入目，更兼口鼻有灾殃。

面青目黄中时死，余候须看两日强。

目无精光齿龈黑，面白目黑亦灾殃。

口如鱼口不能闭，气出不返命飞阳。

肩息直视及唇焦，面肿苍黑也难逃。

妄言错乱及不语，尸臭元知寿不高。

人中尽满兼唇青，三日须知命必倾。

两颊颧赤人病久，口张气直命难存。

足跌趾肿膝如斗，十日须知难保守。

项筋舒直定知殂，掌内无文也不久。

唇青体冷反遗尿，背面饮食四日期。

手足爪甲皆青黑，能过八日定难医。

脊痛腰重反复难，此是骨绝五日看。

体重溺赤时不止，肉绝六日便高拼。

手足甲青呼骂多，筋色九日定难过。

发直如麻半日死，寻衣语死十知么。

五脏察色歌

肝脏歌

面肿苍黑舌卷青，四肢力乏眼如盲。

泣下不止是肝绝，八日应当命必倾。

心脏歌

面黧肩息直视看，又兼掌肿没纹斑。

狂言乱语身闷热，一日之内到冥间。

脾脏歌

脐跌肿满面浮黄，泄利不觉污衣裳。

肌肉粗涩兼唇反，一十二日内灾殃。

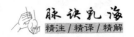

肺脏歌

口鼻气出不复回，唇反无纹黑似煤。

皮毛焦干爪枯折，途程三日定知灾。

肾脏歌

面黑齿痛目如盲，自汗如水腰折频。

皮肉濡结发无泽，四日应当命不存。

诊妇人脉

诊妇人有妊歌

肝为血兮肺为气，血为荣兮气为卫。

阴阳配偶不参差，两脏通和皆类例。

血衰气旺定无娠，血旺气衰应有体。

寸微关滑尺带数，流利往来并雀啄。

小儿之脉已见形，数月怀耽犹未觉。

左疾为男右为女，流利相通速来去。

两手关脉大相应，已形亦在前通语。

左手带纵两个男，右手带横一双女。

左手脉逆生三男，右手脉顺产三女。

寸关尺部皆相应，一男一女分形证。

有时子死母身存，或即母亡存子命。

往来三部通流利，滑数相参皆替替。

阳实阴虚脉得明，遍满胸膛皆逆气。

左手太阳浮大男，右手太阴沉细女。

诸阳为男诸阴女，指下分明须记取。

三部沉正等无疑，尺内不止真胎妇。

夫乘妻兮纵气雾，妻乘夫兮横气助。

子乘母兮逆气参，母乘子兮顺气护。

小儿日足胎成聚，身热脉乱无所苦。

汗出不食吐逆时，精神架构其中住。

滑疾不散胎三月，但疾不散五月母。

弦紧牢强滑者安，沉细而微归泉路。

妊娠胎漏歌

血下如同月水来，漏极胞干主杀胎。

亦损妊母须忧虑，争取神丹救得回。

妊娠心腹急痛歌

心腹急痛面目青，冷汗气绝命必倾。

血下不止胎冲上，四肢冷闷定伤身。

妊娠倒仆损伤歌

堕胎倒仆举重轻，致胎死在腹中居。

已损未出血不止，冲心闷痛母魂孤。

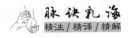

产难生死候歌

欲产之妇脉离经，沉细而滑也同名。

夜半觉痛应分诞，来朝日午定知生。

身重体寒热又频，舌下之脉黑复青。

及舌上冷子当死，腹中须遗母归冥。

面赤舌青细寻看，母活子死定应难。

唇口俱青沫又出，母子俱死总高判。

面青舌青沫出频，母死子活定知真。

不信若能看应验，始知贤哲不虚陈。

新产生死候歌

新产之脉缓滑吉，实大弦急死来侵。

若得重沉小者吉，忽若牢强命不停。

寸口涩疾不调死，沉细附骨不绝生。

审看此候分明记，常须念此向心经。

妊娠伤寒歌

伤寒头痛连百节，气急冲心溺如血。

上生斑点赤黑时，壮热不止致胎灭。

呕逆不止心烦热，腰背俱强胎痛裂。

六七日来热腹中，小便不通大便结。

产后伤寒歌

产后因得热病临，脉细四肢暖者生。
脉大忽然肢逆冷，须知其死莫留停。

诊小儿脉

小儿生死候歌

小儿乳后辄呕逆，更兼脉乱无忧虑。
弦急之时被风缠，脉缓即是不消乳。
紧数细快亦少苦，虚濡邪气惊风助。
痢下宣肠急痛时，浮大之脉归泉路。

小儿外证一十五候歌

眼上赤脉，下贯瞳人。囟门肿起，兼及作坑。鼻干黑燥，肚大青筋。目多直视，睹不转睛。指甲黑色，忽作鸦声。虚舌出口，啮齿咬人。鱼口气急，啼不作声。蛔虫既出，必是死形。用药速救，十（百）无一生。